I0706998

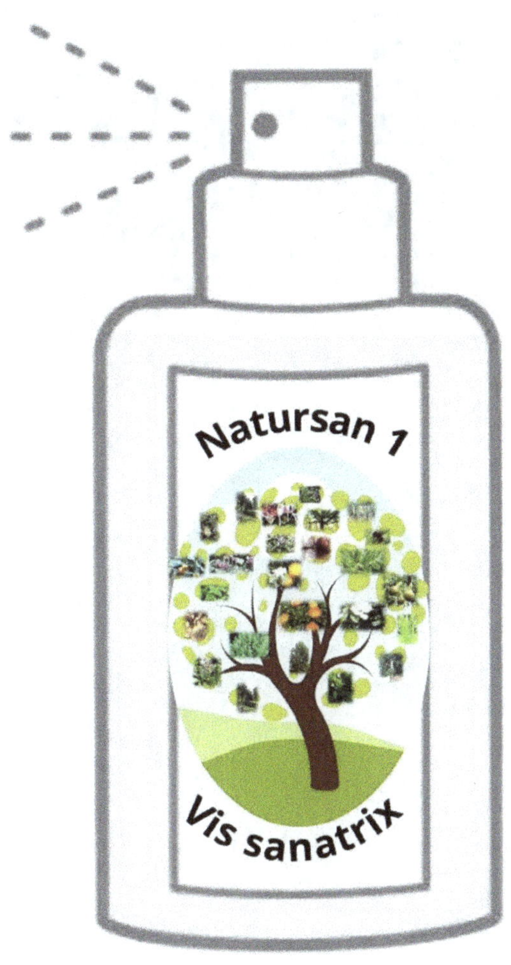

Natursan 1
Vis sanatrix

PAOLO E MARIO D'ANNIBALE

VIS SANATRIX

NATURSAN 1

LE ERBE

ANTIBATTERICHE

E

ANTIVIRALI

KDP

2024

VIS SANATRIX NATURSAN 1 / LE ERBE ANTBATTERICHE E ANTIVIRALI

Collana – D'Annibale. La Medicina della Natura, nr. 2.

Finito di stampare: febbraio 2024

Presso: Amazon – KDP Italia

Per l'acquisto di prodotti in linea con la qualità delle Erbe elencate in questo libro, l'Autore consiglia di rivolgersi a Centri Erboristici di Eccellenza impegnati anche nella ricerca sulle Erbe. Tra questi, in particolare:

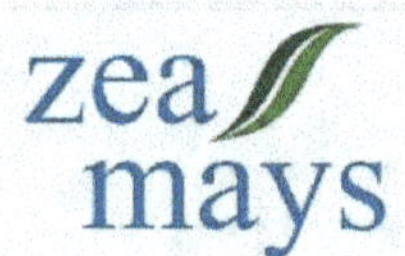

ZEA MAYS ERBORISTERIA
Mail: info@zea-mays.it
Web: www.zea-mays.it
Telefono - 065141747
Sede: Roma, Via Leon Pancaldo, 56/58 – CAP. 00147

INDICE

Prefazione dell'Autore

Per un'agile e pronta difesa dell'organismo è stato possibile approntare un composto di diverse erbe a base alcolica che, in fase sperimentale, ha dimostrato notevole efficacia per un'ottima difesa del nostro Sistema Immunitario, come si illustra meglio nelle pagine a seguire.

Si pubblica di seguito il prontuario delle Erbe selezionate a tale riguardo, corredato da materiale illustrativo.

TIPI ABBREVIATIVI

A. = Acido

Cu = Rame

dx = destra

g = grammo / grammi

m = metro / metri

p. / pp. = pagina / pagine

PA = Pressione Arteriosa

sx = sinistra

T. M. = Tintura Madre

CA = Calcio

FE = Ferro

I = Iodio

K = Potassio

MG = Magnesio

Mn = Manganese

NA = sodio

O. E. = Olio Essenziale o Olio Eterico

P = Fosforo

S = Zolfo

Vit. = Vitamina

Zn = Zinco

INTRODUZIONE ALLA CONOSCENZA DI NATURSAN 1

COS'È NATURSAN 1

NATURSAN 1 è uno spray composto da alcool a 96°, nel quale vengono fatti macerare diversi tipi di piante al fine di ottenere varie Tinture Madri, i cui principi chimici sono in grado di attivare il sistema immunitario e dunque di proteggere l'organismo da infezioni causate da microrganismi siano essi batteri o virus.

NATURSAN 1 è un rimedio che agisce a livello locale: lo Spray maneggevole e semplice da usare, viene applicato direttamente sulle mucose del naso e sulle mani.

Sappiàmo tutti che ogni persona in salute dispone di una Flora Microbica che protegge dall'attacco di microrganismi responsabili di infezioni, infiammazioni e malattie.

COME AGISCE NATURSAN 1

La Flora microbica si distingue in "residente" e "transitoria": la prima è in grado di ricostituirsi qualora venga attaccata; la Flora transitoria, invece può colonizzare l'ospite per ore o settimane senza stabilizzarsi definitivamente. I batteri e i funghi costituiscono la flora commensale e simbiotica. La Flora batterica intestinale del Microbiota in stato di normalità è influenzata dai germi, dalla dieta, dall'aria, dall'acqua.

Tra i diversi batteri si distinguono varie famiglie tra cui i Lattobacilli, i Bifidi, i Rhamnosus, il Kefir, il Plantarum, l'Acidophilus: tutti questi sono Batteri buoni e combattono i Clostridi ovvero batteri tossici presenti nell'intestino.

Mentre in altre aree del Corpo, l'Haemophilus influenzae colonizza l'albero tracheo bronchiale – nello specifico, i pazienti che presentano malattia polmonare cronica – quando i microrganismi patogeni si insinuano nella Flora normale e aumentano esponenzialmente di quantità, determinano di conseguenza gravi squilibri con sviluppo di malattie, specialmente in quei pazienti le cui barriere difensive sono alterate, (immunodepressi).

Questo spray è un coadiuvante dei meccanismi di difesa per il fatto che agisce attraverso la cute, considerata anche dalla Medicina tradizionale cinese la prima barriera difensiva del corpo umano. Essa è conosciuta come energia difensiva ("Wei Ki") al pari degli umori secreti dal corpo, che bagnano le mucose e/o le secrezioni che presentano proprietà anti microbiche quali il muco della cervice, il liquido prostatico. Tutti questi costituiscono il Lisozima delle lacrime: hanno la proprietà di dividere il legame beta 1,4 n-acetil glucosaminico dell'acido muramico delle pareti delle cellule batteriche – in special modo dei microrganismi gram positivi–fornendo barriere efficaci.

Inoltre, le secrezioni locali contengono le immunoglobuline IGG e IGA, le quali bloccano l'adesione dei microrganismi alle cellule ospiti. Oltre a questi primari guardiani della nostra salute, uguale importanza presentano le funzioni difensive delle cellule fagocitarie del Sistema Immune come i Neutrofili, i Macrofagi e gli Anticorpi, tutti Leucociti che appartengono al Sisterna Immunitario. Altri guardiani della nostra salute sono le Citochine, le Interleuchine, l'Interferone.

Natursan-1 è in grado di creare una protezione efficace a partire dalla cute, in particolare quella che presenta lesioni, traumi, ferite chirurgiche, punture e morsi d'insetti, cateteri da endovena o ago cannula. Le proprietà antimicrobiche di questo Spray si integrano naturalrnente fra loro.

Se i guardiani della nostra salute sono trovati squilibrati dall'attacco dei microrganism, si determinano due tipi di risposte da parte del Sistema Immunitario: nel primo caso, si genera un'infezione, che sottende un'infiammazione con relative Leucocitosi e incremento dei Globuli Bianchi, mentre nel secondo caso si determina Leucopenia ovvero Riduzione dei Globuli Bianchi. Questa seconda condizione indica evidente suscettibilità fisica alle Infezioni.

CENNI SUI PROCESSI ALL'ORIGINE DI UN'INFEZIONE

Ogni infezione è causata dalla diffusione anomala di microrganismi nell'ospite, sia esso uomo o animale. Va precisato che la sua gravità risiede nel fatto che dall'infezione può essere innescata una Malattia infettiva, un'Infiammazione oppure uno stato asintomatico, silente per cui il soggetto diventa "infetto" cioè portatore asintomatico di germi.

Si distinguono vari tipi di Infezioni: Esogena se provenie dall'esterno, Endogena se provenie dall'interno. In quest'ultimo caso è provocata da Germi detti Saprofiti, i quali convivono con il nostro Organismo.

Un'infezione può essere "ospedaliera": in tal caso, in genere, è indotta da Stafilococco aureo, Streptococco beta emolitico di gruppo A, B, Escherichia coli, Pseudomonas ecc., oppure opportunistica ovvero determinata da germi non patogeni, di bassa virulenza come Klebsielle, Proteus, Bacteroides, Anaerobi, Serratia ecc.

Se le prime difese non riescono a bloccare tale diffusione, ne derivano fenomeni fisiopatologici come il *Rubor*, il *Calor*, il *Tumor*, il *Dolor*, la *Functio lesa*, con la seguente sequenza: Vasodilatazione, Stasi ematica, Adesione dei Leucociti alle pareti vascolari, cellule endoteliali rigonfie, Aumento permeabile delle pareti vasali con fuoriuscita di essudato,

Aumento di pressione capillare, ematica con essudato contenente Macrofagi, Neutrofili, Leucociti con attività fagocitaria attivi nel connettivo lasso e contro i Trombi.

Se l'infezione si protrae a lungo genera un'Infiammazione che è indicata, dal punto di vista lessicale medico, dal suffisso ricorrente "ITE": tra le definizioni si considerino, ad esempio, termini come Connettivite, Vasculite, Borsite, Tonsillite, ecc.

Ogni Infiammazione è dunque la reazione locale di un tessuto Vascolo Connettivale a un ben determinato stimolo lesivo, la cui eziologia è da ricercare in un'infezione ovvero in un trauma meccanico e/o psichico. L'infiammazione implica putroppo un processo evolutivo con manifestazione dei Quattro sintomi classici: il *Rubor*, cioè arrossamento con iperemia e dilatazione Arteriolare; il *Calor* ovvero calore con aumento del flusso ematico; il *Tumor*, vale a dire, tumefazione indotta dall'alterazione della permeabilità dei capillari a causa dell'accumulo dell'essudato; il *Dolor* cioè il dolore prodotto dalle stimolazioni delle terminazioni nervose e dal pH acido. Si ha, di conseguenza, un aumento della velocità del flusso sanguigno, vasodilatazione seguita da stasi adesiva dei Leucociti alla parete vascolare e il rigonfiamento delle cellule endoteliali, con incrementata permeabilità delle pareti vasali alle proteine plasmatiche e aumento della pressione sanguigna capillare.

Ora vediamo cosa contiene l'essudato di cui si è fatto cenno. Esso è ricco di Granulociti Neutrofili, Macrofagi con proprietà ameboidi e/o fagocitarie, detti anche Istiociti e presenti nel tessuto connettivo. Questi sono fissi e migranti, in grado cioè di produrre Interferone e il complemento.

Tutti i fenomeni vascolari di cui sopra, sono prodotti da mediatori chimici come gli Ormoni l'Istamina, la Serotonina, le Chinine, la Bradichinina, ecc.

Ogni infiammazione acuta si manifesta con vasodilatazione prodotta dall'Istamina: lo Spray Natursan-1 agisce sulle Mucose e sulle Cellule Epiteliali, a partire da queste, che secernono una difesa antimicrobica, i Peptidi, Proteine che si ritrovano negli Umori (Saliva, Lacrime, Urina) e contengono le Fosfolipasi e il Lisozima. Il Ph acido dello stomaco con i suoi Enzimi riesce in effetti a neutralizzare i Microbi presenti negli Alimenti. Del resto anche l'Energia difensiva Wei Ki della Medicina tradizionale cinese trae origine dalle Cellule epiteliali ovvero dall'esterno ove i microbi presenti vengono neutralizzati. Un processo simile si verifica in altre aree del corpo umano ove tale barriera difensiva riesce ad attivarsi in forza dell'Immunità innata naturale, la quale è in grado di controllare ogni manifestazioni allergica. Le aree dislocate in tutto il corpo, dalla testa ai piedi in grado di attivare una risposta efficace del Sistema immunitario sono numerose…

I Recettori attraverso cui i Microrganismi penetrano all'interno del corpo sono le Pentassine, ovvero Proteine a base di Mannosio (un tipo di zucchero) che sono in grado di rimuovere le Cellule Apoptotiche o le Tossine da ogni tessuto cellulare: a tale riguardo una VES e una PCR elevate indicano lo stato infiammatorio alimentato dal consumo di zuccheri e curato da Aminoacidi, e. ad esempio, anche da Proteine di pollo che, in brodo rappresenta un forte antivirale, antibatterico. Gli Aminoacidi utili in tali casi sono quelli Essenziali e non: tra questi, anche il pesce, la carne bianca, vegetali, frutta, cocco, avocado, mirtillo ed… Erbe Mirate appunto come quelle contenute in Natursa-1 Spray che dà luogo a una risposta utile a contrastare l'attacco batterico e/o virale.

A tale riguardo devo precisare che anche l'ormai invalso uso della mascherina non costituisce affatto un'efficace barriera difensiva dall'attacco virale o batterico dei microrganismi: le trame dei tessuti sono infatti di dimensioni leggermente maggiori rispetto al volume dei microrganismi, i quali dunque passano tranquillamente attraverso la mascherina. Anzi si determina Ipossia da Acidosi con infiammazioni che degenerano da forme acute a croniche con relativo Edema, il quale è un fattore scatenante per la perdita di Proteine plasmatiche a danno dei Vasi. Tuttavia si innesca di conseguenza un fenomeno che permette ai Leucociti, in particolare ai Neutrofili, di raggiungere il punto dell'infiammazione ove essi fagocitano i Patogeni. In tale fase, si rivela preziosa, ad esempio, l'azione di un'Erba come il Gingko Biloba, in grado di ripristinare i 3 Microcircoli Cardiaco, Oculare,e del Cerebro anche mediante l'attivazione della Citochina o Interleuchine (IL)-22, che rigenerano le Cellule Epiteliali.

In Natursan-1 Spray sono inserite, a tale riguardo, numerose Erbe, che costituiscono uno stimolo fondamentale a favore del nostro Sistema Immunitario ovvero della nostra Immunità Innata: è dunque un ottimo mezzo di prevenzione atto a contrastare gli attacchi di Microrganismi Virali e Batterici.

Del resto, tra i principali organi-bersaglio del corpo umano, sottolineiamo l'Apparato Respiratorio ove i microrganismi inalati, raggiungono l'albero Tracheo Bronchiale; l'epitelio muco ciliare di cui dispone l'organismo, li allontana allora dai polmoni e anche la stessa tosse è in grado di rimuoverli nella maggioranza dei casi. Tuttavia, se raggiungono gli alveoli, vengono inglobati dai Macrofagi alveolari e dagli Istiociti tessutali, determinando in tal modo un'Infiammazione ai polmoni.

Inoltre, sebbene i microrganismi siano ulteriormente controllati e/o bloccati da Neutrofili e Monociti, se la loro carica è quantitativamente elevata e l'aria è inquinata, l'efficienza stessa di tali Anticorpi risulta compromessa.

Ecco dunque un esempio, come questo dell'Apparato Respiratorio, in cui lo Spray costituisce un enorme contributo di tipo *aromoterapico* oltre che una "difesa primaria".

Un altro apparato molto sensibile è l'Intestino, che, guarda caso, in Medicina Cinese è direttamente connesso ai Polmoni e alla Cute: di cui un loro squilibrio insieme a quello della flora batterica originato da Antibiotici o cibo scadente, può produrre una crescita anomale di microrganismi patogeni tra cui ricordiamo: la Salmonella, la *Candida albicans*, ecc.

L'Intestino con le famiglie batteriche che contiene al suo interno, è all'origine della salute o della malattia, e in casi simili può essere ricondotto a un sostanziale equilibrio mediante l'apporto di famiglie di batteri positive, le quali eliminano la permeabilità intestinale e rinforzano conseguentemente il Sistema Immune del Microbiota e tutte le sue Citochine, Interleuchine, i Macrofagi e i Linfociti, detti Pre e Probiotici. Questi si ricavano dal cibo, in particolare, dalla Cicoria Intibus, ricca di Inulina, dai Mirtilli neri e rossi, da tutti i tipi di Funghi commestibili e dall'Acido acetico; inoltre, prevengono il cancro al Colon: l'Acido Propionico e Valerianato e l'Acido Butirrico, l'Acido Acetico ricavato dall'Aceto e Prebiotici e Probiotici tra cui, l'Acidophilus, il Ramnosus, il Lactobacillus ecc. , in grado di favorire la creazione di Vitamine fondamentali all'equilibrio del sistema metabolico umano. Fra le principali vitamine ricordiamo, le K, A, E, B6, D, ecc. Tra i Probiotici, alcune famiglie di batteri risultano essenziali per la regolazione: *Acidophilus, Bifidobacterium Longum, Lactobacillus rhamnosus, Lactobacillo plantarum, Termophilus.*

Prima di passare alla descrizione erboristica di Natursan, riteniamo utile fornire qualche precisazione su Batteri e Virus.

BATTERI.

Il termine Batterio deriva dal greco *bakterion* ovvero bastoncello: rappresenta un microrganismo procariota unicellulare o bacillo o cocco o coccobacillo o spiraliforme. Ha la dimensione di 10 nanomicron e contiene un solo cromosoma. È sprovvisto di involucro nucleare, ha parete rigida a volte dotata di annessi (capsula, flagelli, fimbrie, pili).

I batteri possono essere aerobi o anaerobi e possono ottenere energia dalla fermentazione e dalla respirazione, per fotosintesi come i cianobatteri. Alcuni sono simbionti: questi sono stati studiati attentamente dal medico omeopata Edward Bach e vivono un rapporto di simbiosi con l'organismo sul quale si impiantano.

Altri partecipano ai cicli della materia come quello dello zolfo, del carbonio e dell'azoto. Altri ancora sono parassiti patogeni dell'uomo, degli animali, delle piante oppure intracellulari come le Clamidie, le Rickettsie, le Brucelle e i Micobatteri.

È noto che alcuni batteri vengono utilizzati per le produzioni lattiero casearie, di vitamine, enzimi, antibiotici (tra cui i Beta-Lattamici).

Esistono due categorie di batteri: essi si distinguono in gram positivi (appaiono al microscopio colorati in blu violetto) e gram negativi (appaiono al microscopio colorati di rosso).

VIRUS

Il termine Virus trae origine dal latino e significa "veleno". È un microrganismo non cellulare, sub microscopico con un diametro compreso fra i 10 e i 450 nanomicron, con una struttura formata da proteine e acidi nucleici RNA — DNA.

Il virus presenta un mantello proteico ovvero un capside, che circonda l'acido nucleico centrale CORE. L'insieme del capside e dell'acido nucleico forma il nucleo capside che è racchiuso in una membrana protettiva chiamata *envelope*. Tale membrana è lipoproteica e viene acquisita dal virus nella fase di estrusione dalla cellula ospite.

I virus sono parassiti, che si replicano in cellule ospiti di animali, vegetali o microrganismi: su questi possono determinare azione litica o di trasformazione, le cui fasi si articolano in: Attacco, Assorbimento, Penetrazione, Spoliazione, Fase di eclissi e Sintesi di montaggio dei nuovi virioni, quindi Liberazione dei virus neoformati.

Un virus è classificato in base alla sua composizione, alla morfologia, alla natura del suo genoma e del ciclo replicativo. I virus sono stati classificati in "famiglie" – la cui terminologia prevede, nella seconda parte della definizione, il lemma *Viridae* – e in sottofamiglie le *Virinae*. Di solito, il nome specifico finisce in *Virus*, specie e denominazione del tipo della malattia indotta. I ceppi o i tipi di un dato Virus sono identificati sulla base di determinanti antigenici e della loro virulenza.

DESCRIZIONE ERBORISTICA DELLE PIANTE CONTENUTE IN NATURSAN-1 SPRAY

Nelle pagine a seguire, si fornirà un sintetico elenco erboristico delle piante presenti in Natursan 1 e mostreremo come esse sono in grado di ostacolare la diffusione di ogni infezione da virus, da batteri e da altri microrganismi.

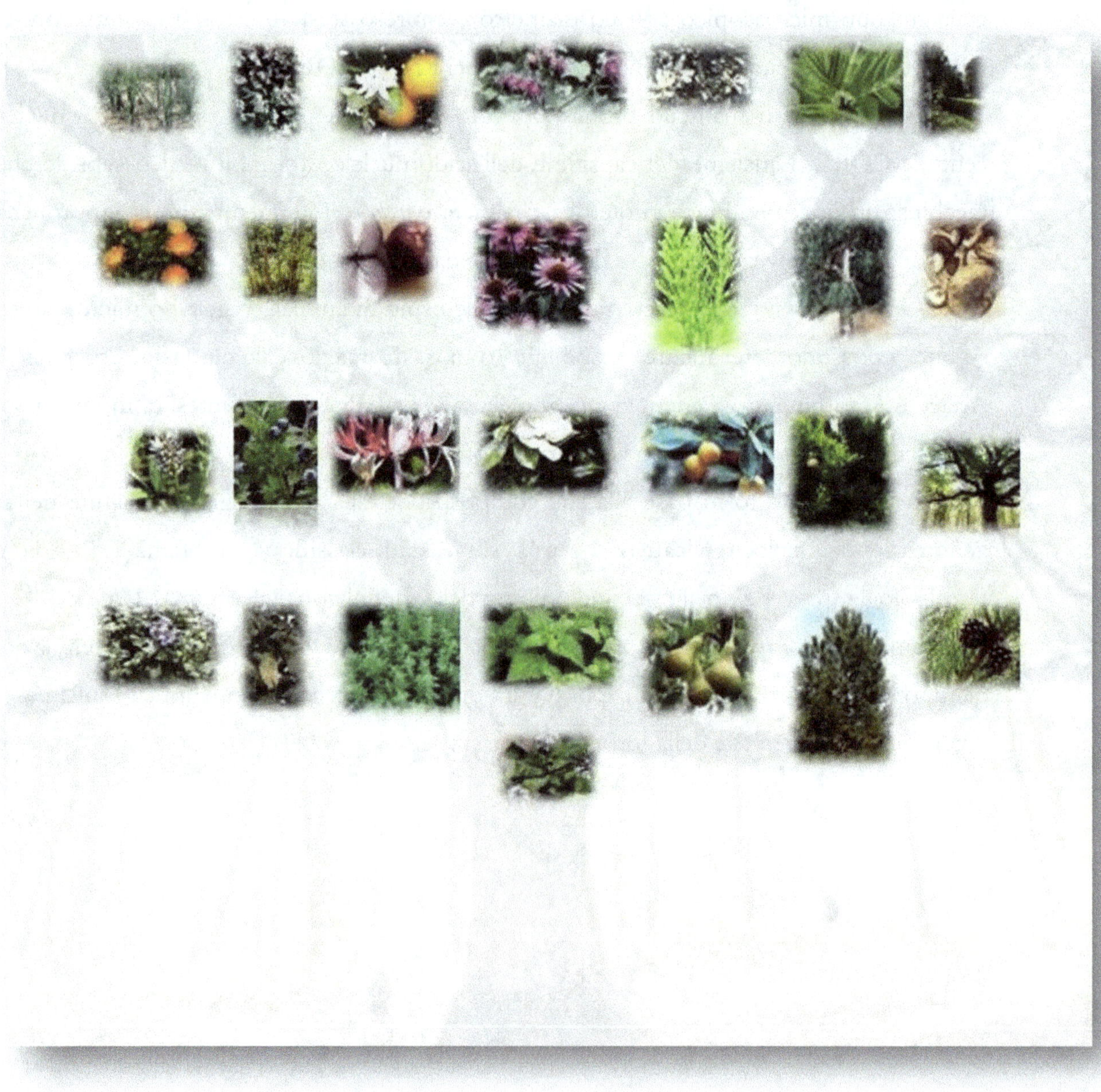

Aglio, Allium Sativum

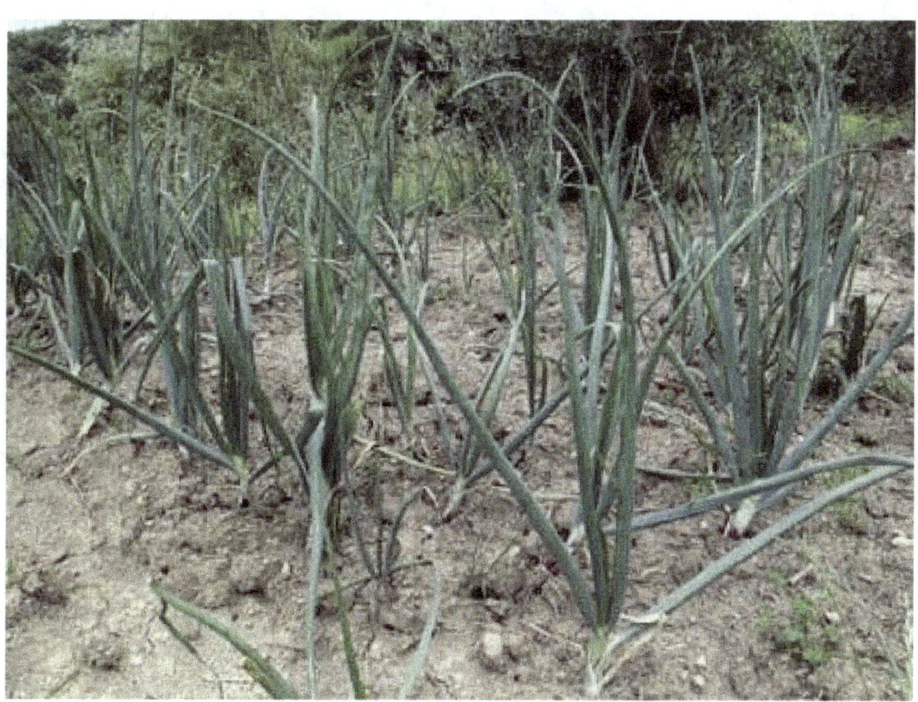

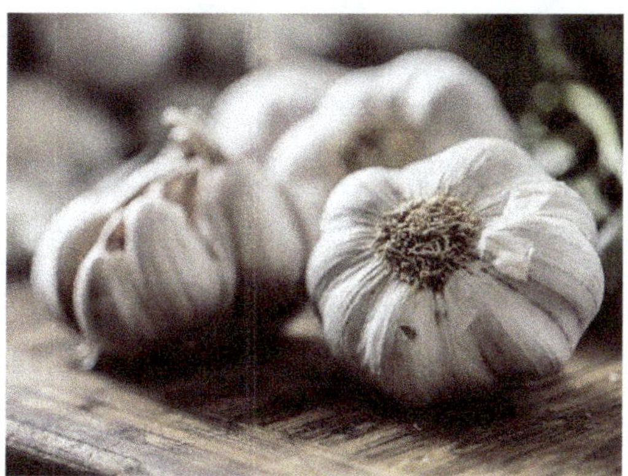

Famiglia Liliacee.

Descrizione. Pianta bulbosa e perenne, alta da 25 a 70 cm, con un fusto eretto e rigido, fogliato dalla metà: emana forte aroma quando viene rotta o contusa; ha foglie piatte lunghe tra i 4-25 mm, lineari con lamine lisce o ruvide: esse formano uno pseudo-caule.

Proprietà e cura. Linneo lo definì di origine siciliana: ha proprietà Antivirali, anticancro oro-faringeo e allo Stomaco; protegge dalla Retinopatia, è tonico, protegge dall'Artrite e il sistema cardiovascolare; regola la pressione arteriosa (PA), il Colesterolo; è antispasmodico, antitrombotico, agisce contro l'Ipertensione arteriosa polmonare, contro l'Ipertrofia ventricolare destra, riduce l'Ansia, l'Irritabilità, è considerato come una penicillina rossa, è anti infettivo, anti influenzale, anti grip, anti Pertosse, anti TBC, protegge i vasi.

È la pianta di elezione per la cura del *Virus* **Antinfluenzale della famiglia degli Orthomyxoviridae**, contiene cisteina, un'enzima battericida (Allina), un glucoside solforato (Allicina), un Disolfuro di Allile e vitamina A, B, C.

Nel bulbo gli antibiotici like come Carlicina, Alisina, zuccheri, Sali minerali, CA, FE, P, NA, K, MG, Z, I, silice, bisolfuro di allipropile, bisolfuro di allile, trisolfuro di allile, tetrasolfuro di allile, polisolfuri alchilici, con caratteristiche battericide, enzima allinasi, perossidasi, tirosinasi. L'aglio vanta una grande tradizione terapeutica, esso è vermifugo, lo consigliavano Galeno, Lusitano contro i vermi Ascarioides, Lumbricoides: prescrivevano di berne il succo misto a vino in quanto ne avrebbero eliminato una grande quantità.

Inoltre, lo consigliavano in brodo e bollito nel latte due volte al di o 30 gocce in alcool, oppure nel pane con grandi benefici. L'Anice e il Prezzemolo ne spengono l'odore. Esso è Digestivo, espelle i gas intestinali, contrasta il Colera, il Tifo, la Difterite, l'Influenza, le Ulcere fagedeniche o Piaghe e zone callose. H. Enry Leclerc, Loeper, Forestier, Hurvier lo usavano con successo in T. M: per curare le cancrene polmonari e la TBC polmonare. Sydenham, metteva cotone imbevuto di succo d'aglio nell'orecchio più volte al dì, rinnovandone il succo cosicchè l'orecchio si desquamava, ma tornava l'udito.

Esso cura anche le Idropisie, elimina la Renella e i Calcoli urinari, le Artriti e i Reumatismi cronici, un altro medico come il Debrayn lo usava per abbassare la Pressione Arteriosa e i battiti cardiaci in eccesso nella dose di 100 grammi di alcool per 120 grammi di aglio secco, fatto macerare per 10 giorni e poi filtrato. In tal caso, la prescrizione è di 25 gocce a digiuno in tre dita d'acqua per due mesi. L'aglio è usato anche in caso di irregolarità del ciclo mestruale. A testimonianza delle sue reali proprietà, tre grandi medici come Forestier, Hurvier e Loeper, lo descrissero in modo approfondito nel *Bulletin de la Société médicale des Hôpitaux de Paris.*

Agrimonia, Eupatoria L.

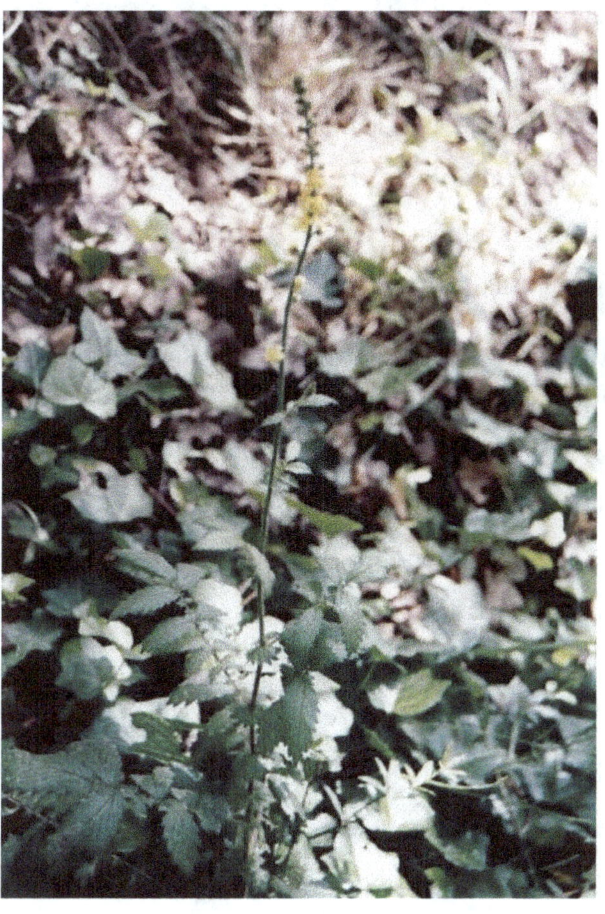

Famiglia delle Rosacee.

Descrizione. Pianta nordica perenne con rizoma obliquo, alta 1 m con fusto eretto, Foglie verdi, superiormente, il margine è dentato, nella pagina superiore e cenerine nella pagina inferiore, Fiori gialli a pannocchia; se entrambi vengono sfregati emanano un Aroma profumato simile al Limone, Frutti piccoli con due acheni. pianta erbacea perenne.

Proprietà e cura. Contiene Tannini, protettori delle Pareti dei Vasi Sanguigni, presenti in gran quantità nella congenere Eupatoria; Flavonoidi Quercitroside, Agrimonolide, Vitamine A,B,C,D,E, Polifenoli, Esaidrossidifenici Triterpeni Glucosidi dell'Acido Ursolico, Acido Silicico Inorganico ed Organicato, Acido Ascorbico, Acido Nicotinico, Tiamina. Ha infinite Azioni Antimicrobiche, vediamole in dettaglio: Antibatterio Mycobacterium Tubercolosis Hominis, o Bacillo di Koch Tubercolare, in grado di causare lesioni intra ed extra polmonari, lesione di nodulo granulomatoso seguita da necrosi tissutale caseosa da fibrosi a calcificazione e colliquazione. Il loro materiale può, raggiunti i Bronchi essere trasmesso per via Aerea, formare una Caverna nel Polmone e dare la Tubercolosi miliare diffondendosi in altre sedi metastaticamente. Sensibile ai Chemio Antibiotici Tubercolari e prevenuta da tale

Pianta. È inoltre Antivirale nella Epatite B, causata dal Virus HBV a DNA appartenente alla Famiglia Hepadnaviridae. Si incuba tra i 6 mesi e 2 settimane La persona malata o portatore può contagiare sessualmente per via placentare, i politrasfusi, gli emodializzati i tossicodipendenti sono a rischio così come anche i figli di madri infette. Questo Virus giunto attraverso il sangue fino al fegato, si moltiplica negli Epatociti. Si manifesta con Insufficienza Epatica e Transaminasi elevate. Non esistendo un trattamento specifico se non a base di Immunoglobuline Anti Hbs o Vaccino ricombinante HBsag ottenuto da Saccaromices Cervisiae. Questa pianta contiene anche Polifenoli, Luteolina che è Antinfiammatoria per il Fegato e Antitumorale in virtù della sua Agrimonina.

In Medicina Cinese è chiamata Xianhecao; di Temperatura Fresca e di Sapore Amaro, agisce su Fegato, Polmoni, Milza. Ferma le emorragie causate dalla Tosse, emorragie dal Naso, dalle Gengive, dalle Urine, dai Genitali, dalle Piaghe. Agisce nell'Ulcus Varicosum e nei traumi. È anti infiammatoria nei casi di Congiuntivite (sperimentata sui Conigli). Tratta il Trichomonas Vaginalis, che si manifesta nelle donne con Vaginite, Leucorrea giallastra, lesioni petecchiali sulla superficie della cervice vaginale, la Salmonella Tifosa, l'Escherichia Coli, la Salmonella Flexneri. Tratta i Batteri Cestodi Tenie, e i Batteri Archeobatteri, Halobacteri del Cibo, Metano Batteri e Termoacidofili. Tonifica la Milza, Astringente, Anticatarrale, Controlla l'Iperpermeabilità Intestinale la S. Luky Gut, la Diarrea sanguigna, il Muco della Vescica urinaria e dei Reni.

La Dose consigliata è di 4 g: si usa anche in Gravidanza.

Alloro, Laurus Nobilis L.

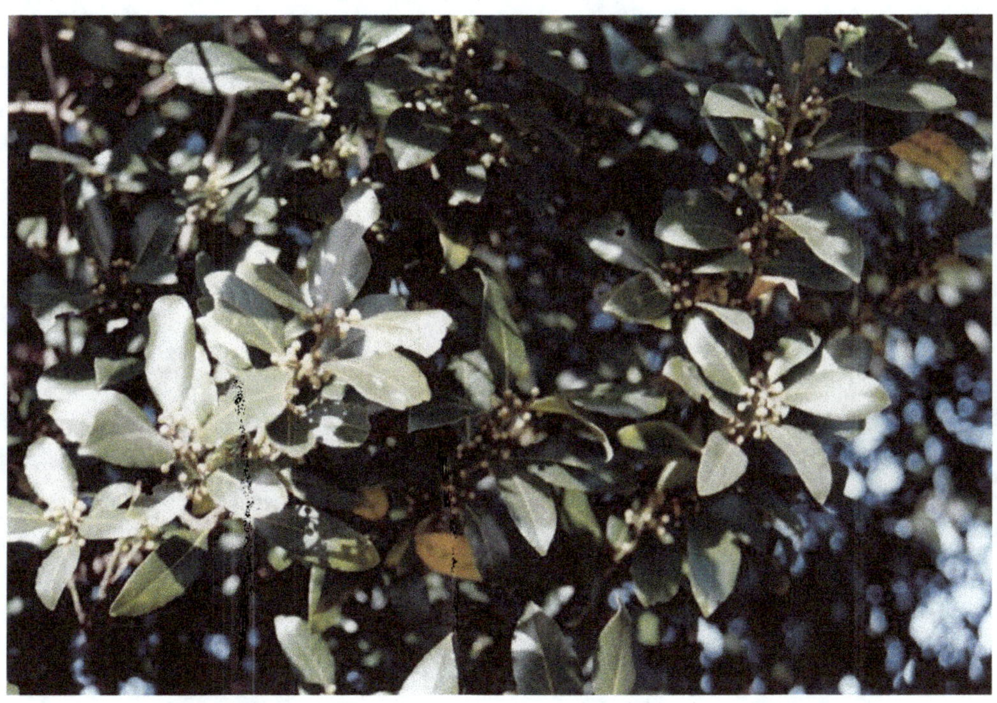

Famiglia delle Laureacee.

Descrizione. Albero di origine Mediterranea, Grecia, Italia, Asia Minore, alto fino a 25 m con foglie lanceolate, brevemente picciolate, coriacee, lucenti. All'ascella delle foglie ha piccoli Fiori giallastri odorosi. Era usato nei Riti Divinatori e bruciandolo, purificava l'ambiente. Pianta usata per incoronare gli Imperatori, i Neo laureati; santa Hildegarda di Bingen lo utilizzava come Antidolorifico in grado di Risolvere le Tossi Grasse Produttive Asmatiche sebbene in tempi lunghi: per tale ragione lo designò "la Costanza che risolve il Marasma".

Proprietà e cura. Contiene: Olio essenziale di Monoterpeni, Fenoli, Linaloli, Terpenoli, Eugenoli Antibiotici e Immunostimolanti, contro le Infezioni agiscono i suoi Sesquiterpeni anche Antivirali, Alcaloidi, Acido Laurico presente nell'Olio del frutto, con proprietà Antireumatiche. È Insettifugo e il suo O. E. è Antipertensivo, Antiarterosclerotico, cura l'Enterocolite, l'Ulcera duodenale, l'Adenite, le Infezioni ORL, l'Epatite Virale, l'Asma, le Afte, la Cattiva digestione, la Prostatite, l'Artrite deformante, la Colibacillosi, i Foruncoli, la Nevrite Virale, speciale nelle Malattie Autoimmuni; l'Olio è usato come unguento nei cancri alle mammelle. Popolarmente è usato in Tisana e T. M.

Arancia Dolce, Citrus Sinensis L.

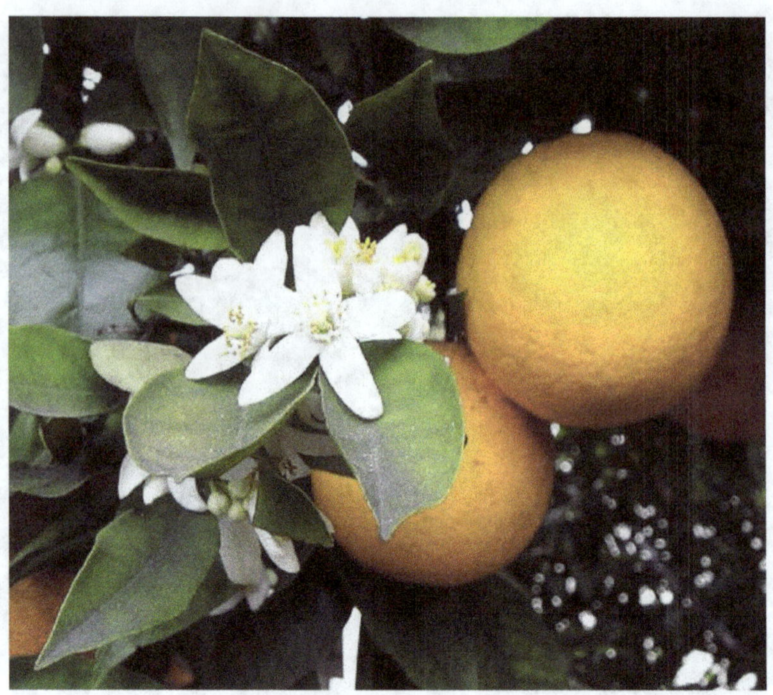

Ellen Levy Finch (Elf) - Opera propria, CC BY-SA 3.0,
https://commons.wikimedia.org/w/index.php?curid=39146

Famiglia Rutacee L.

Descrizione. L'Albero, *Citrus Sinensis* può raggiungere un'altezza di 12 m; deriva dall'incrocio tra Pomelo e Mandarino. Ha foglie carnose, fiori bianchi.

Proprietà e cura. Contiene: Limonene, Delta 3 Carene, Vit. C..

In Medicina Cinese è denominato: Zhike, di Tempeatura Fredda, Sapore Amaro, Acre, agisce su Polmoni, Milza, Stomaco, Fegato. Regola la Digestione, il Ki del fegato e la sua Stagnazione nonché la Depressione. Scioglie il Muco Polmonare, previene la Costipazione e i Processi Tumorali. Sazia la fame di aria, ampliando l'elasticità polmonare, è un Anticoagulante.

Controindicato in Gravidanza e in caso di Ki carente.

La dose prescrivibile è di 4 g in decotto.

Astragalo

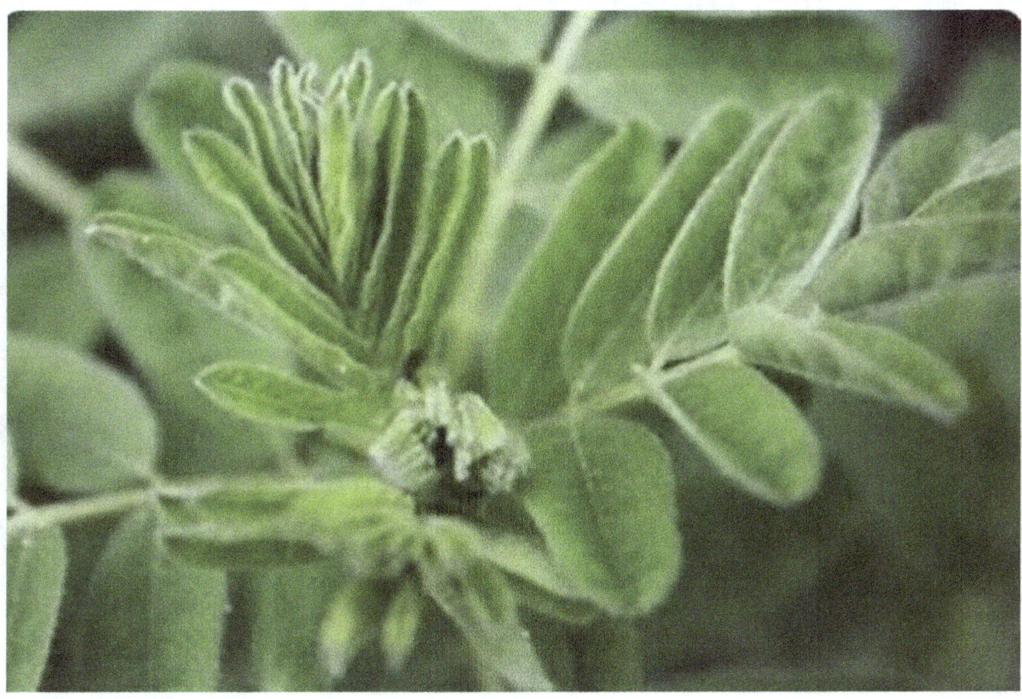

Famiglia delle Fabacee.

Descrizione. In Cinese è detto **"Huang Pi"**. È un'Erba perenne che cresce in Cina; alta fino a 1 m, con Stelo sottile, foglie alterne e pinnate ellittiche, Racemo Ascellare con 22 Fiori gialli; la Radice è di 90 cm, cilindrica e cresce sulle Montagne della Cina Settentrionale, in Siberia e in Mongolia.

Proprietà e cura. Contiene: Astragalosidi, Tripertenoidi, Saponisidici, Immunomodulatori, Cardioprotettivi, Epatoprotettivi, Antiaging, Polisaccaridi anch'essi Immunomodulatori, Nefroprotettivi, Ipoglicemizzanti, Flavonoidi Antipertensivi, Cumarina Anticoagulante. 2,4-diidrossibenzofenone, 5, 6-dimethoflavone.

Ha potenzialità Antibatteriche, combatte la Difterite, lo Stafilococco Aureus, e Diplococco Pneumonie. Cura le trombosi Venose, le Epatiti Croniche, la Nefrite Cronica

La Medicina Cinese considera l'Astragalo di Temperatura Calda, Sapore Dolce.

Tale erba cura il Respiro corto, il Ki Carente dello Yang di Milza, tutti i tipi di Ptosi, anale ed uterina, il Potere digestivo ridotto, l'Ascite. Tonifica il Sangue, la Milza, il Sistema Immunitario. L'Astragalo insieme al Crisantemo cinese "Juhua" ed alla Lonicera japonica ha curato la prima epidemia di Sars-1 insieme ad altre Erbe idonee per la risoluzione della sintomatologia.

 La Dose giornaliera consigliata è di 10 g in decotto.

Bardana Arctium Lappa

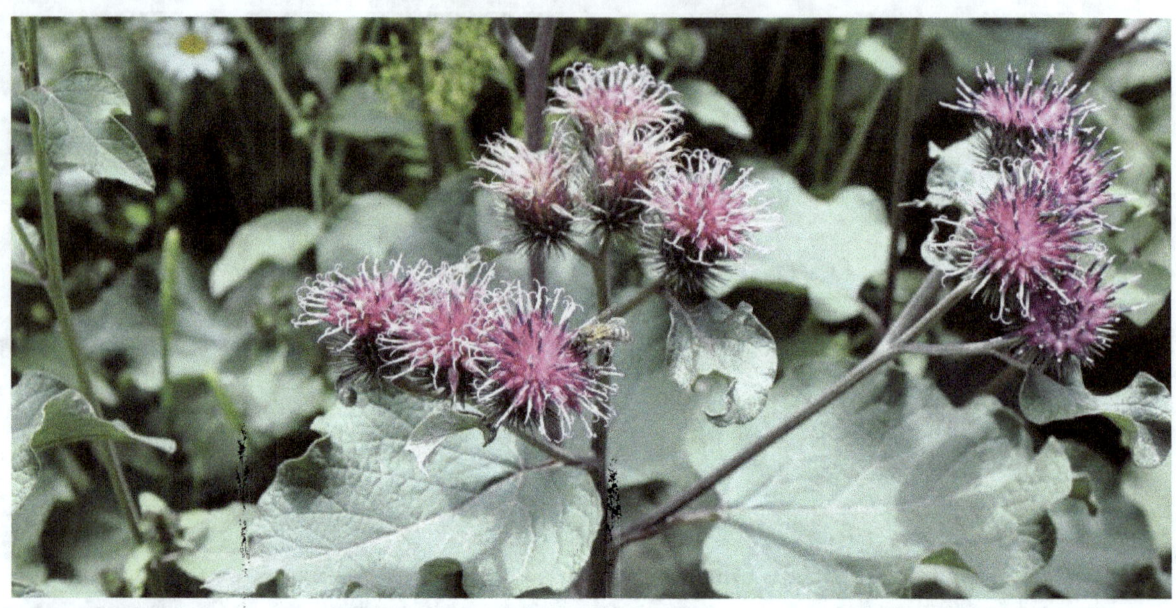

Famiglia Asteracee, Compositae.

Descrizione.Pianta biennale alta fino a 2 m, cresce in Asia, in America e in Europa. Denominata anche Erba dell'Orso perché pelosa come la sua pelle. Presenta una Radice a fittone Nera all'esterno, bianca all'interno, fusto ramificato Pubescente; le foglie ovali sono alterne, picciolate, verdi nella pagina superiore e biancastre in quella inferiore. I Fiori in capolini solitari a corolla tubolosa di colore porporino. I Frutti Acheni con pappo di setole ruvide. Comune nei luoghi incolti, lungo le strade di campagna, i fossi, i sottoboschi, fiorisce da luglio ad agosto. Parti usate: Radici, Foglie, Frutti; le prime raccolte in ottobre e a primavera. La Radice si taglia a dischetti che si fanno poi essiccare. Le Foglie, raccolte in estate, si fanno essiccare e si polverizzano.

Proprietà e cura. Contiene Inulina al 45%, Olio etereo, Acido Palmitico, Acido Stearico, Fitosterolo, Sitosterolo, Stigmasterolo, Acido Caffeico, le Foglie sono Antibatteriche, i frutti contengono il Glicoside Arctina, C17, H34, 012. Fiori e foglie sono inodori, la radice ha sapore amaro, dolce, mucillaginoso. Tra i componenti anche: Olio essenziali, Tannino, Solfiti e Fosfati di Potassio, Calcio, Magnesio, Lignani detossificanti del Fegato, Arctigenina, Acido Guanidinico, le Polienine, la cui efficacia Antibatterica è nota soprattutto contro i Batteri Gram Positivi; l'Acido Guanidinico -N- Butirrico, che, assieme ai Sesquiterpeni ha funzione Ipoglicemizzante; Acidi Fenolici, tutte sostanze, queste, che curano Azotemia, Iperglicemia, Dermatosi, Malattie Veneree, Stafilococco Aureus, Stasi Biliari. Si prepara la T. M. ponendo la pianta a macerare in alcool a 60°, per 3 settimane.

In lingua cinese-mandarino, i semi sono detti Niu Bang Zi, la radice Niu Bang Gen. Quest'ultima fredda, pungente e amara, disperde il calore e la tosse dei Polmoni, le Infezioni piogeniche della pelle, (Rosolia pruriginosa, previene il Tetano, previene la Febbre, la Scarlattina, la Parotite), Faringite, Orticaria, Eczema; è Lassativa, Diuretica, anti calcoli Vescicali; cura le Infiammazioni acute del tratto Urinario, la Gola infiammata, i Foruncoli e le Bolle ancora non maturate.

La Radice essiccata si usa nella dose di 6 g; in Medicina Cinese si raccomanda di non farne uso se c'è carenza di Ki e Diarrea. In Erboristeria Occidentale, il Re Enrico II guarì dal Vaiolo grazie a questa Pianta, che, con l'Aglio, costituisce un grande rimedio per eliminare i Metalli Pesanti. L'Abate Kneipp, i Medici H. Leclerc e Sanguinetti ne usavano la Corteccia per curare Ulcere, Gotta, Artrite, Renella, Catarro Polmonare, Carcinomi Squamosi, Malattie Cutanee, Forfora, Crosta Lattea.

I Semi sono Diuretici, il Cataplasma di Foglie mitiga le Infiammazioni Articolari.

Van Swieten, Baglivi, Boerhave curavano con la Bardana le Pustole nella Tibia che causavano dolori atroci, nella dose di 60 g in 1L d'Acqua.

Il dr. Hufeland e Cazin fecero evitare, con il decotto per 40 giorni, una sicura amputazione della gamba da Gangrena. Schroeder usava nei Tumori della Milza e, in forma di Cataplasma, per le Piaghe, le Emorroidi e le Ulcere Varicose della Gamba, il Succo di Foglie di Bardana in Olio d'Oliva. I medici Marschale e Lesacher curavano il Lupus; il Dr. Alibert curava l'Herpes squamoso, il Dr. Peyromt curava con il decotto di 25 g, gli Esantemi della Rosolia. Il dr Chomel guariva, con il decotto, la Febbre Quartana e l'Alopecia.

Con la Radice in polvere, impastata con burro, acqua e sale si preparano ottimi biscotti: dal momento che essa è Antiglicemica e Antiglicosurica dello zucchero nelle Urine.

Il suo Sciroppo, unito alla Stevia, è depurativo per i diabetici.

Betulla alba o Albero della Sapienza

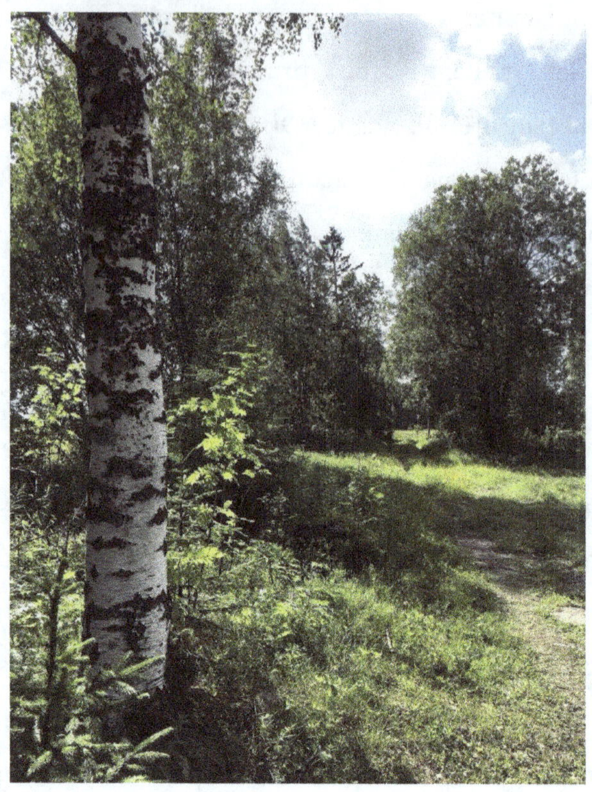

Famiglia delle Betullacee

Originaria di Eurasia, Cina, Russia ed Est Europeo ma è diffusa anche in Italia. È un albero alto fino a 30 m. La corteccia è bianca e liscia, alla base è giallastra suberosa, profondamente incisa. Le foglie, subtriangolari e acuminate, alla sommità hanno il margine variamente dentato e il picciolo lungo 3 cm. La pagina superiore è verde scura, l'inferiore è verde chiara. I fiori monoici sono spighe pendule dette amenti e possono essere maschili o femminili. Dagli amenti si sviluppano le infruttescenze che contengono gli acheni. Fiorisce in aprile-maggio.

Proprietà e cura. Contiene flavonoidi, Quercetina che ha potere drenante di urea e acido urico oltre che proprietà antiinfettive, in specie nei confronti del Batterio Enterococcus, che è un cocco intestinale conosciuto come Streptococcus fecalis. Ritarda l'escrezione di albumine, eccellente nel diabetico per bloccare la Micro Albuminuria. Contiene olio essenziale, Sesquiterpeni, Acido ascorbico-Vit. C=Vit. C, Saponine, Alcoli Triterpenici, Polipeptidi. Il Metilsalicilato contribuisce all'attività antinfiammatoria e Antiseptica. Tradizionalmente è usata come protettivo arteriale, Antisettico, nei reumatismi da Acidi Urici come diuretico.

In fitogemmoterapia, secondo Fernando Piterà, è indicato nelle infiammazioni acute e croniche delle alte vie respiratorie, ed è anche un epato protettivo atto a tonificare il sistema reticolo endoteliale SRE e i macrofagi epatici, cellule del Kupffer.

In erboristeria si usa nella dose di 3 g, in infuso. È un rimedio elettivo per il lavaggio delle vie urinarie come nelle Pielonefriti, Uretriti, Cistiti. Previene la formazione di Renella nei reni e nella vescica.

Calendula

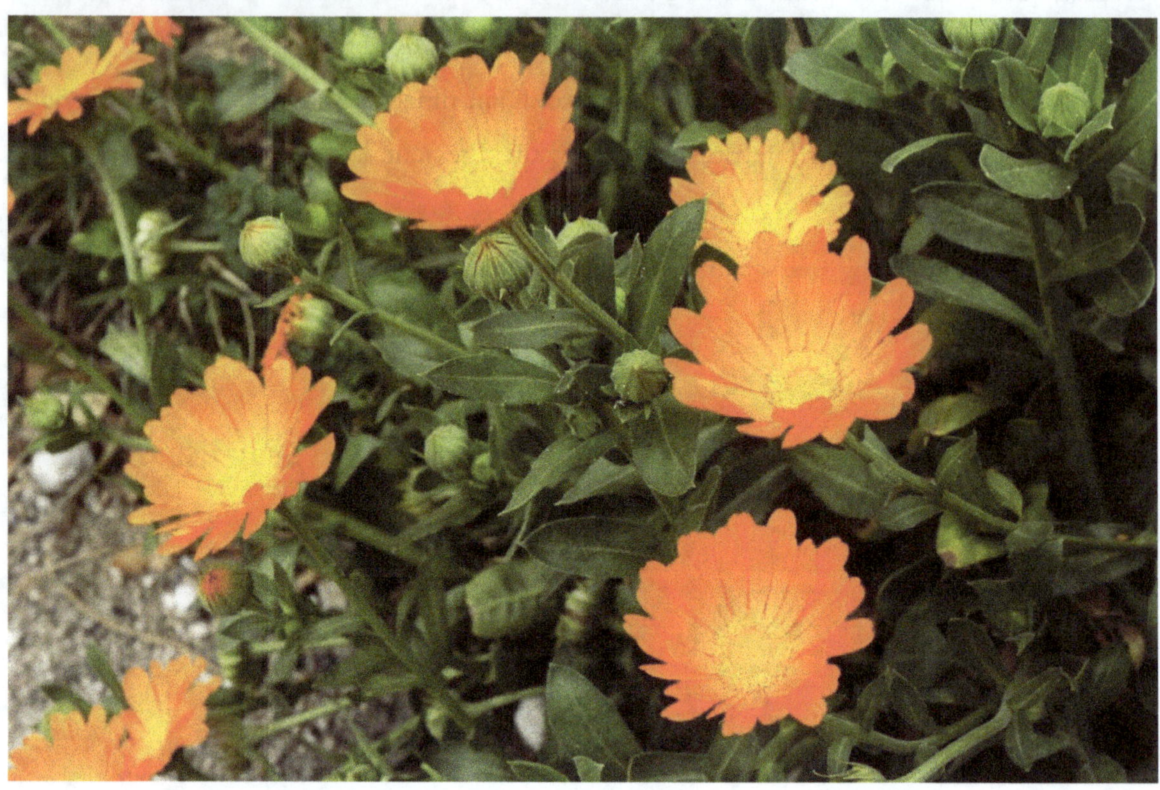

Famiglia Asteracee o Composite.

Descrizione. Pianta erbacea annua alta da 20 a 50 cm. Fusto peloso striato con foglie radicali a rosetta che via via diventano alterne, sessili lungo il fusto, con piccoli denti e le superiori lanceolate che abbracciano il fusto, i Capolini sono grandi di color oro dorato arancio, i centrali tubulosi, i periferici linguettati. L'involucro dei capolini ha brattee lanceolate, i frutti sono Acheni. Cresce selvatica in tutta Italia e fiorisce da Aprile a Ottobre.

Proprietà e cura. Contiene: Triterpeni, Olio essenziale, A. Salicilico, Flavonoidi, Poliacetileni Poliacetileni Batterostatici in grado di curare lo Streptococco, lo Stafilococco aureo, la Candida Albicans, il Trychomonas. Usata per le Amenorree, Leucorree, aumenta i globuli bianchi Leucociti. Santa Ildegarda di Bingen la utilizzava nell'Impetigine; i Medici Cazin, la usavano per la cura della Cornea Ulcerata; Leclerc per regolare Mestruazioni Irregolari. Westing per le Ulcere cancerose, il Cancro alla Mammella, indurimenti Ghiandolari, Scrofola.

Dosi raccomandate, 5 g in 1 L d'Acqua in infuso. Il grande Omeopata Hodiamont la considerava come la Penicillina; ottima per i Gargarismi delle prime vie Aeree Respiratorie.

Cannella Ramulus Cinnamomi L.

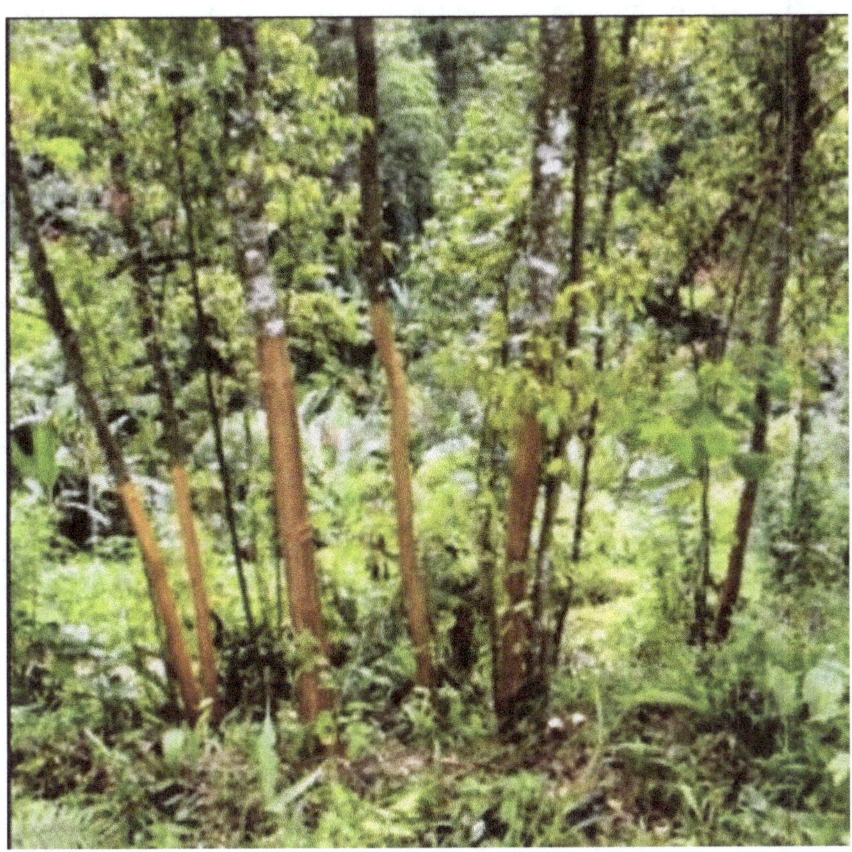

Famiglia delle Lauracee.

Descrizione. È un Albero che cresce in Ceylon, Cina alto circa 10 m, con foglie robuste e coriacee. La spezia viene ricavata dalla Corteccia di Polloni giovani raschiati.

Proprietà e cura. Contiene: Olio Essenziale, Aldeide Cinnamica, A. Trans Cinnamico, Eugenolo, Terpeni come Limonene, Tannini, Mucillagini, Procianidine, Fenilpropani, Aldeide Idrossicinnamica ecc.

La spezia in Erboristeria è usata per correggere il Sapore, mentre in Aromoterapia per contrastare Microbi e Funghi.

In Medicina Cinese è detta *Guizhi*, di Temperatura Calda e Sapore Dolce e Pungente. Induce la Sudorazione, espelle da Muscoli e Cute i Patogeni. Tonifica la Circolazione del Ki, rinforza lo Yang, il San Jao Medio, perciò è conosciuta come la Pianta che Nutre il Principio Vitale ovvero *Yangshengshu*. In effetti tale pianta era la principale nella dieta del centenario, maestro Taoista, Peng Zu.

È Diuretica, Digestiva, Antivirale. Inibisce il Virus dell'Influenza, il Virus Echo e in qualità di potente Antibatterico inibisce il Batterio Anthracis Carbonchio comunemente detto Favo che tende a svilupparsi nel corpo di macellai, veterinai, pastori e anche nei diabetici.

Cura anche Batteri come il Pneumococcus Paratifo, il Corynbacterium Typhi, il Gasoformans Subtilis, lo Stafilococcus, la Shighella, il Proteus. Interviene efficacemente nei casi di Orticaria e Artrite.

La dose raccomandata è 9 g in decotto di 250 ml d'Acqua.

Capsicum

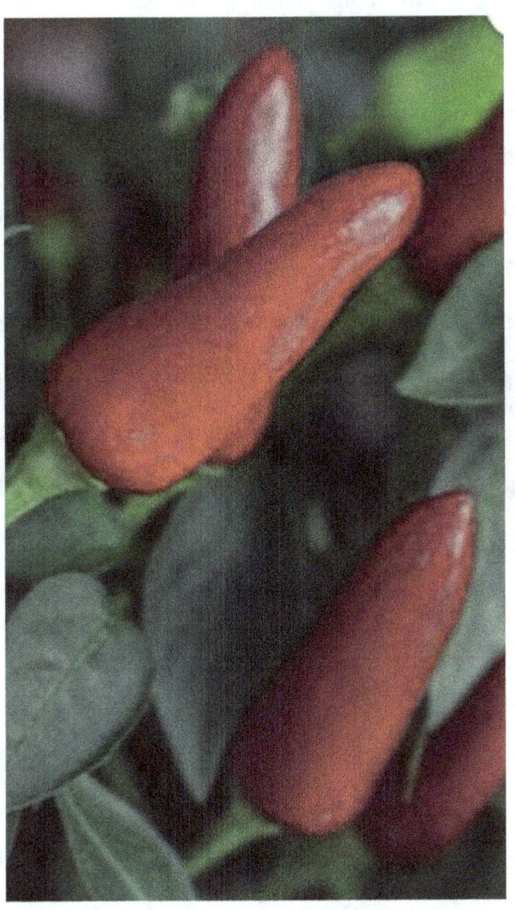

Famiglia Solanacee

Descrizione. Il nome trae origine dsl Latino *Capsa* che indica una "scatola per i semi ove essi sono racchiusi". È una pianta erbacea annuale con radice a fittone con fusto eretto ed alto fino a 1 m; semplice in basso, ramificata in alto. L'intera pianta è glabra; le foglie sono alternate con un lungo peduncolo; semplici, ovali o lanceolate. I fiori sono isolati o a gruppi di due o tre; i frutti sono bacche rotonde di dimensioni variabili e all'interno contengono numerosi semi bianchi giallastri.

Proprietà e cura. Contiene Capsaicina insieme a sostanze coloranti carotenoidi, capsantina, capsorubina, zeaxantina, luteina, triptoxantina, tracce di carotene, Vitamina D2, nicotinammide, Vit.   E. Acido Malonico, A. Citrico, Citrato, Glucosio, Saccarosio, Pentosano, Olio etereo, Ceneri, Potassio, Rame. Nell'olio dei semi anche A. Miristico, Palmitico, Stearico, Carnaubico, Oleico, Vit. C, B;   ha proprieta' Aromatizzanti, Vitaminizzanti, Coloranti, Revulsive, Stimolanti.

Cura i Reumatismi, le Nevralgie, i Geloni; usata nei gargarismi, stimola l'Apparato Oro-Faringeo; schiarisce e fa tornare la voce. Migliora il cuoio capelluto e si si usa nell'Alopecia.

La Capsacina agisce sui Recettori Polmonari, Riduce la P. A. e la frequenza cardiaca. Ha azione eupepetca Revulsivo cutaneo; si usa nei versamenti Pleurici, e Articolari .

In quanto Solanacea contiene il Corynbacterium Parvus come Parassita al suo interno: esso è un batterio efficaci sulla cute e sulle mucose infiammate.

In Medicina Omeopatica è impiegata con olio per uso topico per la cura dell'Herpes labialis. Si utilizza per rinforzare le persone indebolite ovvero con diminuita energia vitale, grasse, indolenti, che si ammalano facilmente.

Nella sperimentazione omeopatica, come riportato, si notano i seguenti sintomi: si desidera essere lasciati in pace; si presenta Delirio Tremens, Mal di testa che peggiora tossendo; Dispnea, tosse esplosiva, guance rosse e viso caldo, colorito rosso sebbene freddo. Le Orecchie bruciano e si prova sudore e dolore dietro il padiglione auricolare con infiammazione subacuta della Tromba di Eustachio. Si ha una forte Sensazione di calore in gola con Dolore e Secchezza che si estende dalla gola alle orecchie. Il senso di costrizione e dolore peggiorano deglutendo, si ha bruciore di Stomaco e sulla punta della lingua; Dispepsia, Flatulenza; nei soggetti debilitati anche Vomito, molta sete, Feci con muco sanguigno, Bruciore e Tenesmo, sete dopo defecazione, frequente urina con bruciore nell'orefizio; collo dell'Uretra contratto; negli uomini induce impotenza, freddezza dello scroto, gonorrea, bruciore e dolore alla Prostata. La donna prova bruciore sulla punta della lingua, presenta disturbi di climaterio, emorragie, nausea, Sensazioni pungenti all'ovaio sx. Il Dosaggio prescritto è di 3CH-6CH.

Cardo Di Santa Maria, Sylibum Marianum L.

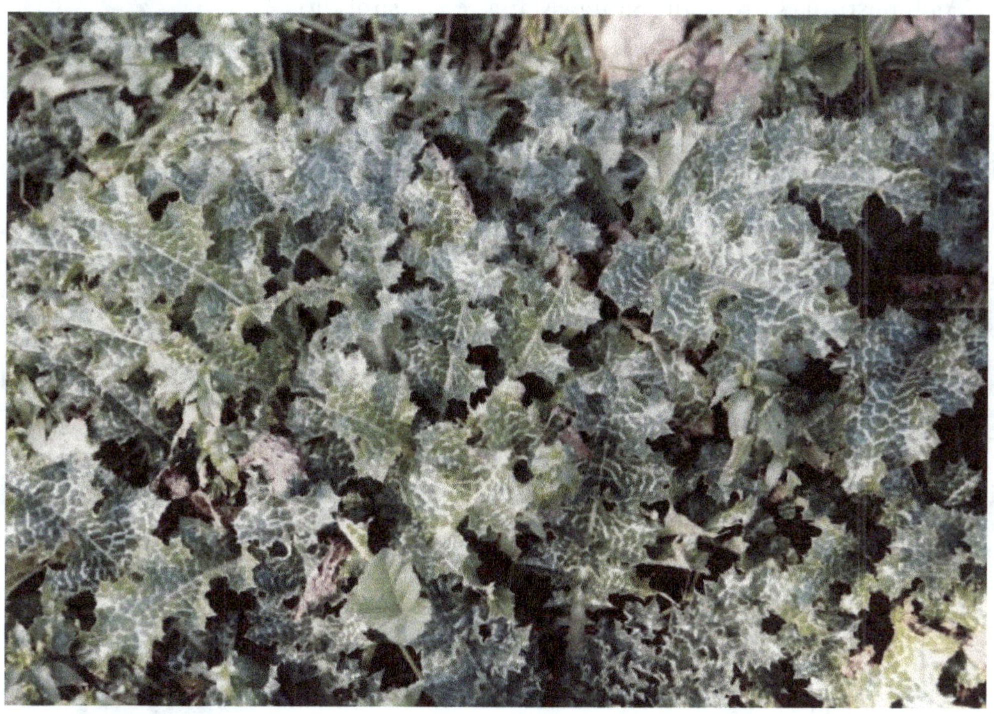

Famiglia Asteracee

Descrizione. Pianta alta da 0,40 a 1,50 m. Di origine mediterranea, cresce nei terreni incolti e rocciosi fino a 700 m di altezza. Ha foglie verdi macchiate di bianco senza stipole lucenti; presenta spine con fiori porpora, brattee spinose, i frutti sono acheni di color nero giallo con all'estremità un pappo bianco. Secondo la leggenda le foglie sono macchiate di bianco perche' la vergine Maria mentre allattava al seno Gesù per proteggerlo da Erode fece cadere il latte sulle foglie.

L'antica Erboristeria romana con Plinio usava il succo diluito con miele nei ristagni di bile. quella greca usava questa pianta nelle malattie epatiche e biliari.

Nel Medioevo la pianta era usata nelle insalate composte dai suoi germogli e scorza bianca della radice. Il Mattioli utilizzava la pianta nell'Idropisia, nelle affezioni urinarie e nell'Itterizia.

Santa Hildegarda di Bingen, nel suo *Libro delle Creature* scrive:

«Il Cardo contiene il freddo della rugiada ed è molto utile se qualcuno

ha fitte al Cuore o prova dolore in una qualunque delle sue membra, prenda

del Cardo Mariano e un po' di Salvia, in quantità leggermente inferiore,

ne raccolga il succo in poca acqua e nel momento in cui proverà le fitte, ne

beva e si sentirà meglio».

Per gli Alchimisti il Cardo di Santa Maria è il simbolo dell'Iniziazione. L'americano Nicholas Culpepper (1616-1654), nel 1651 lo usava nella cura dell'Itterizia per aprire le ostruzioni del Fegato, nei dolori di Fegato, per trattare i Calcoli Urinari, migliorare la Diuresi, per risolvere gli Edemi e disintossicare il sangue.

Nel 1800 il medico tedesco Rademacher lo usava per la Melena (sangue nelle feci), Milza Congesta, Vene Varicose, Emottisi, Menorragia, Ematuria renale.

Proprietà e cura. Contiene frutti Flavolignani, Sylimarina, composto da Sylibinina, Sylichristina, Sylidianina. Essa agisce al modo degli Antiradicali liberi: è antiossidante e sulla struttura della membrana cellulare epatica esterna, la protegge e la rigenera.

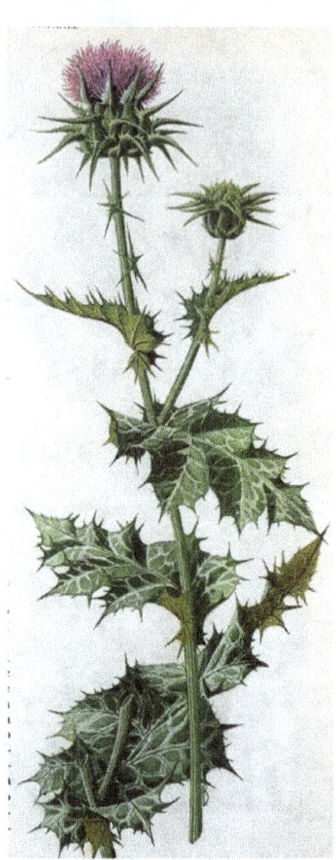

Contiene i Tre Aminoacidi Solforati del Glutatione che hanno lo scopo e la funzione di detossicare il Fegato anche da elementi tossici: tra questi, ad esempio, il fungo velenoso Amanita Phalloides; inoltre, come è stato appurato dalle più recente ricerca, contribuisce con efficacia a disintossicare dalla Proteina Spike. Inibisce l'azione infiammatoria dei Leucotrieni dell'enzima Lipossigenasi la cui azione è diminuita dalla Silymarina. Equilibra i valori di Transaminasi e Fosfatasi Alcalina. Rigenera le cellule epatiche grazie alla sua Polimerasi A, in specie quelle di sx.

Protegge la mucosa gastrica e le cellule renali. protegge dall'ossidazione con lesione dei vasi che è all'origine del Colesterolo LDL.

Inibisce l'angiogenesi dei Cancri cutanei, del seno e della prostata. Contiene Inulina, Acidi Linoleico, Oleico, Palmitico, Istamina e Tiramina, che la rendono ipertensiva. Contiene Flavonoidi, Steroli. La Silybinina è antibatterica, antiossidante, antinfiammatoria, antidiabetica, epatoprotettiva, ipocolesterolemizzante, anticancro, immunomodulante, nefroprotettiva. Viene usata nella cura della Cirrosi, malattia epatica indotta da abuso di alcool.

Nei casi di Epatite Virale, la Silymarina è anticolestatica e nefrorotettiva. la sua azione antinfiammatoria migliora il circolo portale e le varici e le emorroidi, che ne sono conseguenza. Favorendo il drenaggio della vescica biliare permette di prevenire i calcoli biliari. È antiallergica, antiorticaria, antiasmatica. Come vasocostrittore e stimolante cardiaco agisce sull'Ipotensione innalzando la Pressione Arteriosa .

La Silymarinasi non è tossica: a forti dosi, può spezzare i legami proteici delle proteasi peptidasi coinvolti nella digestione proteica, attraverso enzimi idrolitici, Proteasi e la Transciptasi Inversa, enzima che catalizza la trascrizione inversa dal DNA al RNA, metabolizzata dall'Enzima del Fegato CYP3A4 o P450. Tale Enzima, ossida le tossine e le droghe, che il Virus porta con sé all'interno del suo capside e ne favorisce l'eliminazione dal corpo.

Tratta gli additivi nel cibo e nelle bevande, la Depressione l'Irritabilità, agisce sugli squilibri del Ciclo Mestruale, risana la Cute.

Silimarina e Silibinina agiscono sul Diabete, sulla Insulino Resistenzae sull'Iperinsulinemia.

Si usano la T.M., l'estratto fluido, la polvere micronizzata, i frutti in infusione.

In Medicina Omeopatica il Dr. L. Vannier usava tale tipo di Cardo nella congestione portale, negli stati varicosi, nella tendenza alle emorragie, nella depressione e Irritabilità, nella scarsa memoria (ovvero, ci si dimentica nel momento stesso in si cui vuole fare qualcosa), Cefalea Congestiva periodica, pesantezza a livello delle sopracciglia con vomito bilioso, Emicrania Biliosa, Vertigini con tendenza a cadere in avanti, nella Epistassi brusca ed abbondante, nell'Inappetenza.

Indicato nelle Coliche Epatiche, per Colecistite, Cirrosi, Fegato Congesto, Emorragie da congestione Portale, Itterizia: in tali casi il Cardo è correlato A Chelidonium, Chionantus.

 Per chi soffre di Emicrania, Itterizia, Diabete, Colica Epatica, il Cardo è correlato a Leptandra. Per chi soffre di Coliche Epatiche, è correlato a Talapsi, Bursa Pastore.

Nei casi di Emorragia, è correlato a Sulfur, suo complementare, nella dose di 1CH, 3-4-5 CH.

Sperimentazione omeopatica. Si annotano i seguenti sintomi: ha gusto amaro in bocca, lingua carica, nausee che appaiono palpando il fegato e l'epigastrio, dolori tiranti da sx a dx fin nello stomaco con bruciori e vomito. La parte sx del Fegato è dolente, l'addome è disteso e costipato con feci nere dure piccole difficili da evacuare. alterna costipazione e diarrea come in Nux Vomica, ha emorroidi sanguinanti, dolore acuto alla base del polmone dx con tosse, urine acide giallo oro senza deposito, ciclo mestruale abbondante o soppresso, Congestione Portale, Metrorragia, pelle gialla pruriente, tasche gialle epatiche sullo sterno, ulcere varicose, varici, piaghe varicose.

Secondo il Dr. W. Boericke possiede un'azione centrata in particolare sul Fegato e sul sistema portale, causa Itterizia, dolori, infiammazioni, agisce sul sistema vascolare; su un paziente che ha abusato di birra e bevande alcoliche, ha vene varicose e ulcere, malattie dei minatori associate all'Asma, disturbi del metabolismo degli zuccheri, Diabete, Influenza con affezione epatica, disabilità, emorragie relate a malattie epatiche. Il suo stato mentale è apatico, smemorato, sconfortato, presenta testa pesante, condizione di stupidità. Ha vertigini, gli occhi brucianti, lo stomaco con avversione alla carne e al sale, nausea, reflusso, vomito verde, fegato ingrossato e calcoli biliari, cirrosi, prolasso del retto, bruciore al retto, feci dure larghe e gialle, diarrea da cancro al retto, curate dal Dr. Wapler con 10 gocce di T. M. di Cardo Mariano. Ha urina color oro, respiro asmatico, urgenza di urinare, eruzioni allo sterno, prurito notturno, dolori alle anche, piedi deboli.

I rimedi con cui è possibile rapportare il Cardo Mariano sono: Cardo Benedetto, Chelidonium, Chionantes, Mercurius, Podophyllum, Bryonia, Aloe.

Dosaggio e somministrazione si prescrivono con T. M. e Basse Potenze.

Cipolla Allium Cepa L.

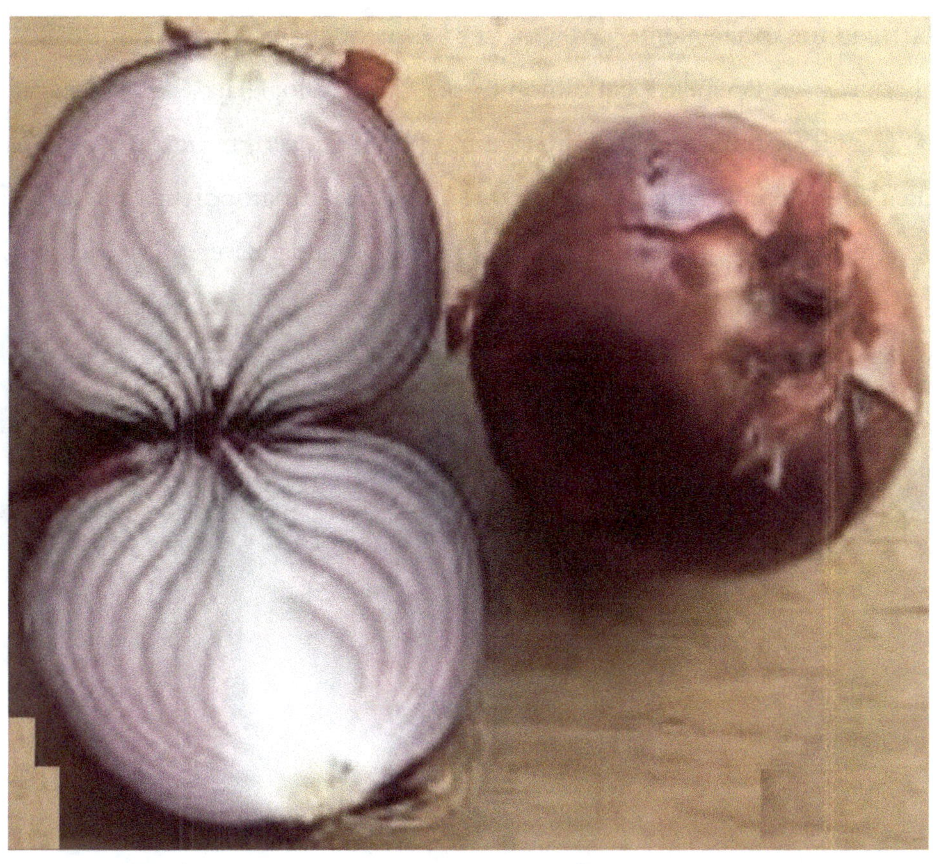

Famiglia delle Liliacee.

Descrizione. Il termine Allium deriva da un lemma Celtico che significa *Bruciante* e dal Latino ove ha assunto il significato di *Cipolla*.

Proprietà e cura. Contiene Olio Essenziale, Composti solforati, 3 Solfuro di Allile, Solfocianato di Allile, Zuccheri, Proteine, Cellulosa Pectine, Na, K, Mucillagene, S, Fe, Ca, P, Vit. B1, Acqua. La sua molecola è simile all'Insulina ma è Vegetale, il Monoglicoside Quercetina, presente specialmente negli Strati Esterni. Contiene Acido Caffeico. Aumenta la secrezione del succo gastrico, stimola la secrezione biliare, l'atrofia epatica, l'ipertrofia splenica, e la diuresi. I suoi Fitoncidi curano l'Angina della gola; è Antibiotica e Batteriostatica, la sua pellicola esterna è Fungicida, cura l'Influenza, l'Escherichia Coli, lo Pseudomonas Aeruginosa, detto anche Bacillo Pyocianeus capace di causare Infezioni Ospedaliere indotte da Cateterismo, da complicazioni respiratorie, da Apparecchi Respiratori, da Meningiti, da Puntura Lombare, Sepsi e che possono essere mortali in soggetti Leucemici, nei Trapiantati e negli Immunodepressi in specie per AIDS, Artrite settica ed Endocardite, nei soggetti Eroinomani e nelle complicazioni infettive di Ustionati e Traumatizzati.

Cura il Raffreddore specialmente l'Allium Cepa Omeopatico; efficace contro le Bronchiti acute, le Laringiti, le Tracheiti, le Polmoniti; per tali patologie ha la stessa efficacia della Penicillina. Cura il Corinbacterium Diftericum, lo Stafilococco, tratta tutte le conseguenze della Cornea, è Tubercolostatica, Tonificante dei G.R., Ematopoietica, va a riequilibrare tutte le Anemie specie da Alcool Etilico. Provoca Vasodilatazione, Tonifica il Cuore, la Peristalsi Intestinale; è un'importante Battericida della Flora Batterica del Cavo Orale e Ipoglicemizzante.

Echinacea Angustifolia DC, Purpurea L. Moench.

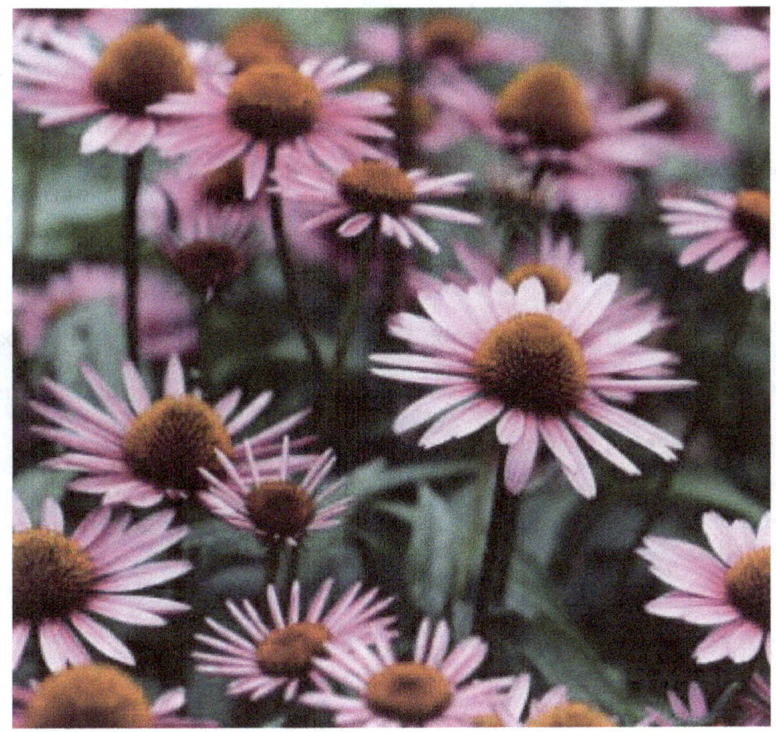

Famiglia delle Asteracee o Compositae

Descrizione. Originaria del Nord America, coltivata ampiamente in Europa. La Pianta perenne è alta 70 cm, ha fusto eretto a foglie alterne lanceolate; il fiore è di color porpora, con i petali caduchi riflessi.

Proprietà e cura. Contiene: Composti Polifenolici come Acido Caffeico, Glicosidi Flavonoidici come Quercetina, Luteolina, Glicoproteine, Triterpeni, Inulina, Alcaloidi, Polisaccaridi Immunostimolanti, Alchilamidi, Olio Essenziale. Viene impiegata nei casi di Intossicazioni, Infezioni Respiratorie e presenta la peculiarità di poter essere utilizzata sia in funzione preventiva, sia durante o dopo un fatto infettivo, come si verifica nei casi di Sinusite, Bronchite, Pleurite, Polmonite con Febbre, specialmente negli Immunodepressi.

È Antimicrobica, Antinfettiva, Anticatarrale, nello Stato Acuto si usa per 3 giorni. È prescritta per un ampio ventaglio di patologie: a partire dal raffreddore comune sino ai processi settici. Aumenta le Difese Immunitarie, attivando la Fagocitosi, e stimolando i Fibroblasti; inibisce l'enzima Jaluronidasi che rallenta e blocca la penetrazione dei Microrganismi tessutali: è dunque massimamente attiva contro Batteri e Virus in quanto riduce drasticamente la diffusione dei Microrganismi Patogeni. Tale Azione Batterostatica e

Virus Statica deriva dai Polisaccaridi, dagli Alchilamidi, Polline, Eteroxilani i quali vanno a stimolare l'Interleuchina-1, i Macrofagi e i Linfoci B e T.

I Ceppi Batterici e Virali sensibili alla sua azione sono: Herpes Virus, Virus Influenza A e B e il Trichomonas.

Gli Indiani del Nord America la usavano contro le Epidemie, le punture da Insetti. L'Echinacea, antinfiammatoria per eccellenza nelle Patologie Infettive Autoimmuni, non è tossica.

Le Dose prescritte sono di 250 ml di Acqua bollente su 1/2 cucchiaino di Erba.

Per ottenere la T.M., si mettono a Macerare in Alcool a 60° – se in Erboristeria – le Radici raccolte nei mesi di Giugno-Luglio; a 96° se il preparato è omeopatico.

Il tempo di macerazione previsto è di tre settimane per la scuola erboristica, una settimana per quella omeopatica.

Equisetum Arvense L.

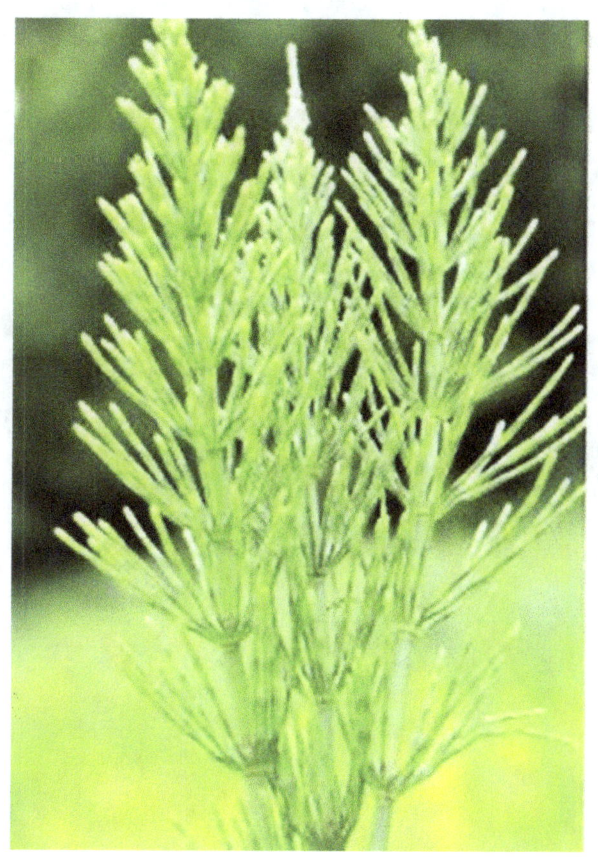

Famiglia delle Equisetacee.

Descrizione. Conosciuto come Coda di Cavallo, è una pianta alta 45 cm. È una delle prime Piante apparse sulla Terra, cresce nei terreni Argillosi perciò è ricca di Silice.

Proprietà e cura. Di Natura Fredda, Secca, era usata per prevenire la Tubercolosi. Contiene: Quercetoli, Flavonoidi, Steroli, Triterpenoli, Acido Silicico, Vit. C, Alcaloidi, Nicotina. Non va confusa con l'Equiseto Telemaia Palustre, che contiene una Thiaminasi distruttiva della Vit. B1, così forte da causare malattie neurologiche negli animali.

La ricchezza di Silice rende l'Equiseto sommamente utile nella prevenzione delle malattie da Aging in quanto cira il 90% dei componenti dei Vasi sanguigni (Arterie e Vene) è costituito da Silice e una sua carenza determina Arteriosclerosi, Cartilagini fragili e Ossa fragili. Aiuta anche nell'Ipercolesterolemia e previene la Formazione di Ateromi. Per il suo contenuto di Silice è Cicatrizzante oltre a essere Antinfettiva Batterica nei casi di Infezioni Renali, Ematuria, Calcolosi Renale, nelle Patologie del Connettivo.

Si tratta dunque di un'Erba di grande importanza nelle cure.

Rimineralizzanti, è stata prediletta da Rudolf Steiner che, nella sua Medicina Antroposofica, la usava per Tonificare sia il Corpo Fisico sia la Mente dei Pazienti.

Oggi anche i Giardinieri la usano come Tonificante diversi tipi di Piante invecchiate.

Eucalipto, Globulus L.

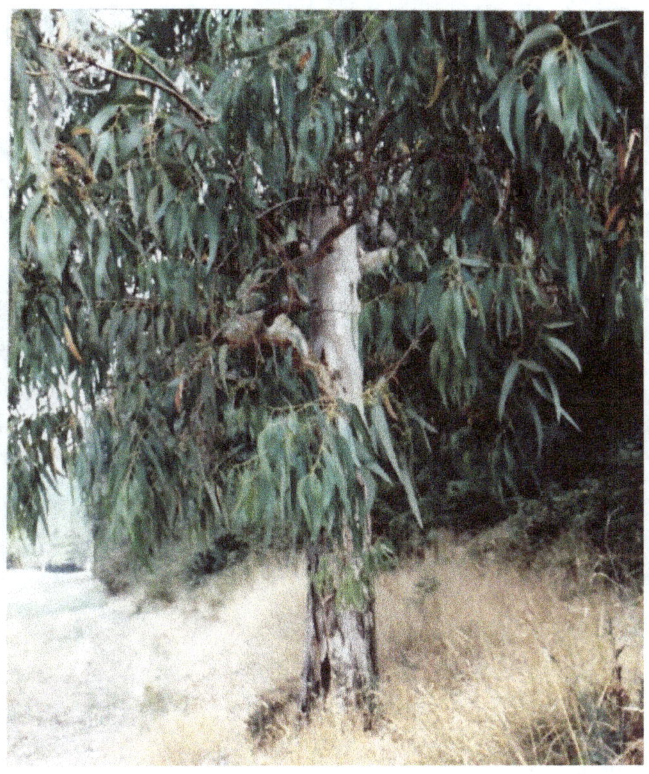

Famiglia Mirtacee.

Descrizione. È un albero sempreverde alto fino a 55 m; le foglie sono leggermente falcate di colore verde grigio, ovali, lunghe 25 cm, picciolate, con nervatura mediana nella pagina inferiore; presenta fiori con cappuccio, che, alla fioritura, si staccano e cadono; il margine è liscio e generalmente ispessito, ha un odore fortemente aromatico e canforato quando si tritura, ha un sapore amarognolo e astringente. Questo è l'**Eucaliptus Globulus labili** che è originario dell'Australia, della Spagna, Marocco e Russia.

Proprietà e cura. Contiene Olio essenziale costituito da 1,8 cineolo, eucaliptolo, Monoterpeni, Afapinene, Picimene, Quercetina e Quercitrina, Flavonoidi, è un antivirale, antibatterico e antinfiammatorio, broncodilatatore. È anche antitossivo e sedativo, sovrano nelle infezioni delle vie respiratorie alte, nel Raffreddore, nella Gola infiammata, nelle Sinusiti, nel Catarro respiratorio.

In medicina cinese l'organo essenziale che tale albero cura sono i polmoni; in Cinese è denominato An le ed è prescritto per le malattie da raffreddamento delle vie aeree. La tisana cura le faringiti e le bronchiti. È antisettico ed espettorante, i suoi tannini sfiammano la mucosa faringea infiammata.

Dose consigliata è 2 g di spezia finemente tagliata e posta in infusione per 10 minuti; le controindicazioni riguardano l'apparato gastro intestinale, le vie biliari e gravi epatopatie.

Ginkgo Biloba

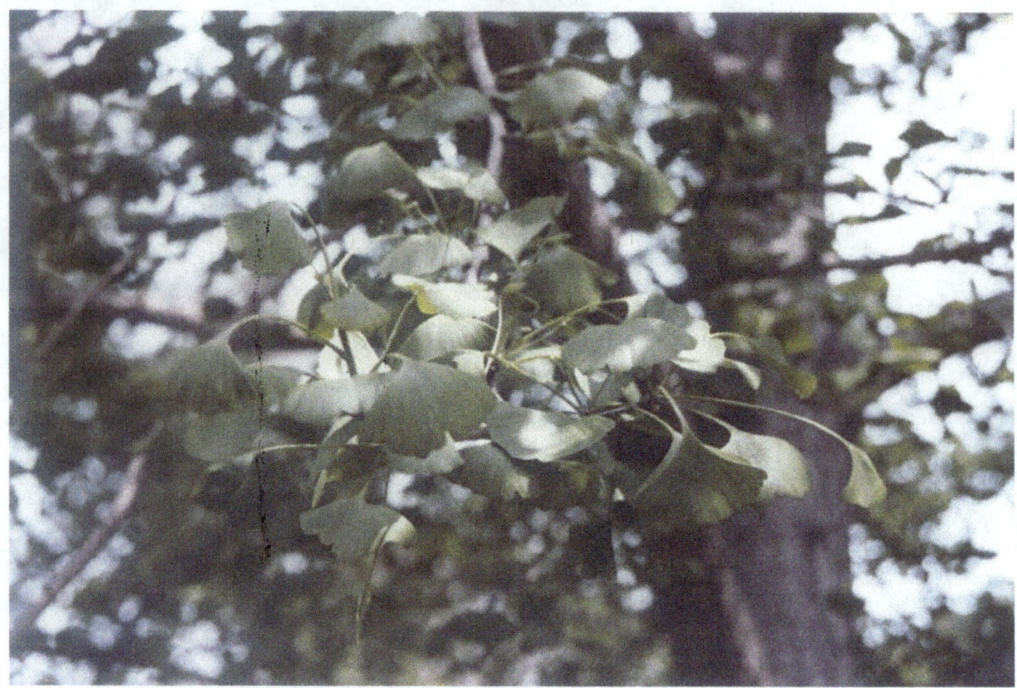

Famiglia delle Gimnosperme, classe Cicadopside

Descrizione.   Il Gynkgo Biloba è originario della Cina e del Giappone. È un fossile vivente, un albero risalente a circa 180 milioni di anni fa. Fu importato in Europa nel Diciannovesimo secolo e ora cresce nei nostri giardini. Ha foglie caduche della forma di un ventaglio, flabelliformi spesso bilobe. I fiori dioici. La fecondazione ha luogo mediante spermi pluricigliati. Il seme è drupaceo con mandorla edule. La specie femminile fruttifica con frutti gialli, grandi come ciliegie.

Proprietà e cura. Contiene molti Flavoni, Flavoglicosidi, Procianidina, Tebonina, Acido Gynkgolico, Idrossiginkgolico, Bilobolo, Acido Idrossikinurenico, Bilobalide, Gynkgolidi, A, B, C, Gynkcetolo, Isogynkgetolo, Bilobetolo, Syringetin-3-O-Rutinoside.

Per le sue proprietà: protegge il Circolo Cerebrale e Coronarico, protegge da Ischemie e Trombosi, cura le Vertigini nelle persone anziane, cura i problemi del circolo periferico delle gambe con edemi, le Varici, le Vene Varicose, agisce sulla membrana cellulare evitandone la Perossidazione e riducendo i Radicali liberi. Riduce il Colesterolo, interviene nel Broncospasmo e nell'Asma in modo eccellente.

Ju Hua – Chrysanthemi flos

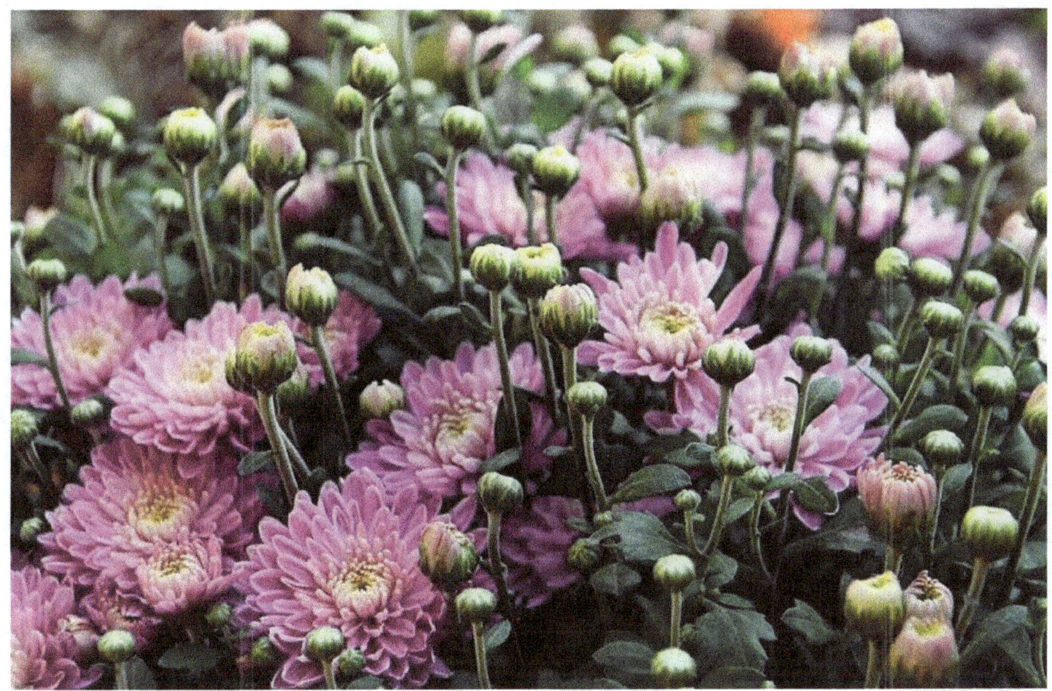

Famiglia delle Asteracee o Composite.

Descrizione. Capolino dell'erba perenne.

Proprietà e cura. Di Temperatura Fredda, Dolce, Amara. Contiene Vit. B1, Adenina, Colina, Stachidrina, Flavonoidi. Agisce su Fegato, Polmoni, testa, occhi, cute.

Cura le Febbri, le Cefalee, gli Occhi infiammati e secchi, la mosca davanti agli occhi, le Vertigini, il Glaucoma, l'Ipertono.

Permesso in Gravidanza. Ha il potere di inibire sette specie di batteri Gram-patogeni 18 tra cui: Micobacterium Tubercolosis, Stapphilococco Aureos, Streptococco. Aumenta la portata del sangue nelle arterie coronarie, elimina i funghi curando la Faringite e la Neurite ottica.

Dose prescritta 10 g in decotto.

Lentinus Edodes - Fungo Shiitake

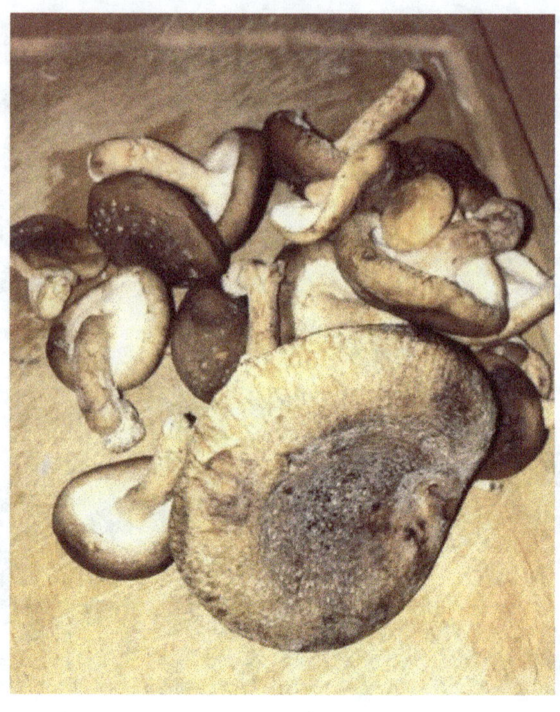

Famiglia delle Tricholomataceae.

Descrizione. Fungo di origine giapponese, cinese, coreana: nasce e cresce sui tronchi di alberi di Quercia e di alberi morti. Nel 1200, il medico dell'imperatore Wu Shui durante le dinastia Ming lo usava per il nutrimento del Principio Vitale Yangshengshu, per accrescere la longevità.

Proprietà e cura. Protegge l'Intestino perche nutre i suoi Fermenti lattici, che controllano i Clostridi e batteri tossici, causa di putrefazioni gonfiore e tossine cancerogene, quindi previene le malattie Batteriche e Virali come Influenza, Polio, Herpes, Papilloma Virus, Epatite, HIV, Bronchite, Otite, Cistite, Atrite Cronica, Polimialgia Reumatica, Osteoporosi, Fratture Ossee, Allergie, Asma, Sclerosi Multipla, Basedow, Tiroidite di Hashimoto, Artrosi reumatoide, LES, Sindrome di Sjogren, Malattie Autoimmuni di ogni tipo. Cura l'Aterosclerosi, l'Ipertensione, le Aritmie, controlla la Glicemia, fluidifica il sangue, combatte l'Anemia, la Celiachia, la Sindrome dell'Intestino Permeabile Leaky Gut. Controlla il Colesterolo, i Trigliceridi, la Steatosi Epatica, Bronchiti, Candidosi.

Non tossico. Contiene: Beta Glucani Immunostimolanti Antibatterici e Antivirali, Acido Ossalico Antibatterico, Ac2P Polisaccaride, che inibisce alcuni Virus. Contiene i Terpenoidi, Eritadenina Anticolesterolo, la Vit. D2 e l'Ergosterolo, che permette la mineralizzazione di Ossa e Denti, il Trealosio, zucchero amato dai fermenti lattici e l'Antiossidante SOD contro i Radicali Liberi. Inoltre: Ca, Fe, Mg, Mn, K, Cu, P, Zn,

Provitamina D, Polisaccaridi KS2, Betaglucani1-3, Albumine, Lentinani, Ac2p che stimolano i Linfociti T4, carente nelle persone affette da HIV; Glicoproteine Lem, Lap, Eritadenina, Vit B2, Niacina, B12, C.

Dose giornaliera prescritta 10 gocce di T.M.

Liquerizia, Glycyrrhiza Glabra L.

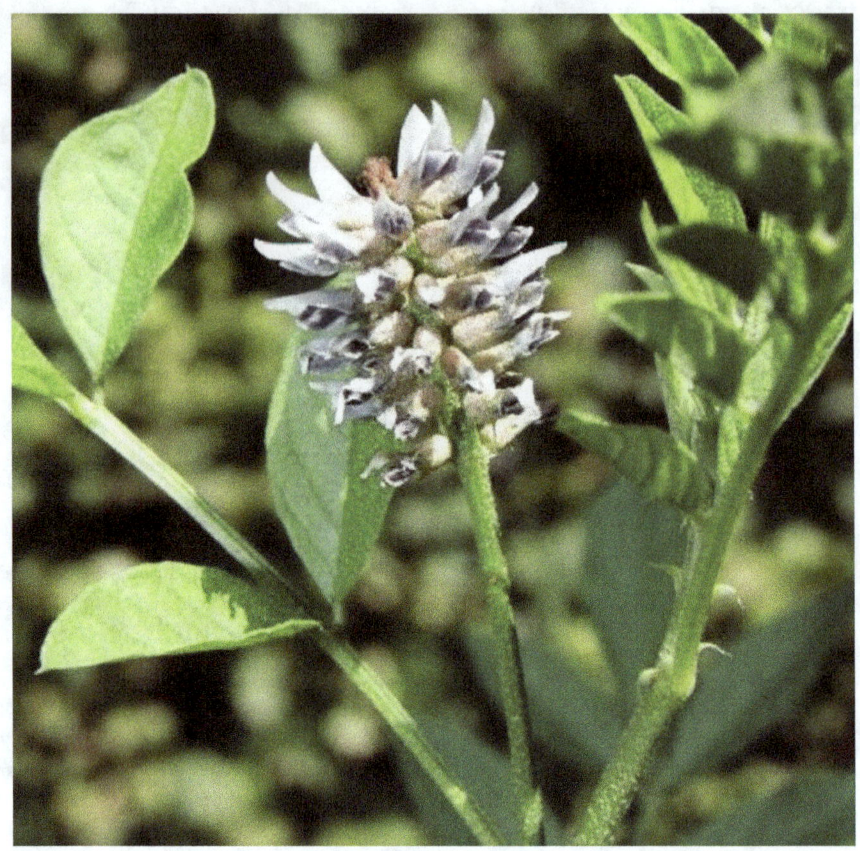

Famiglia delle Fabacee.

Descrizione. Pianta alta fino a 1,50 m, di origini italiane; comprende erbe perenni più o meno lignificate in forma di frutici o piccoli arbusti. Ha foglie alterne picciolate, con 15 foglie opposte, i fiori sono piccoli e rossastri, i frutti ovali con 6 grani reniformi, la radice ha proprietà terapeutiche. Teofrasto la usava per curare la Tosse Secca e l'Asma. Plinio per curare i casi di Sterilità. Ibn Al Awwam curava con la Liquerizia, il Fegato. L'Antica Scuola della Regola Salernitana scriveva: «La disprezzata polvere di Liquerizia bagna il Petto, i Polmoni le Vene e darà Calore, toglierà la sete ed espellerà dallo Stomaco le Sostanze Nocive, venendo in aiuto a tutti gli Organi della Respirazione».

Proprietà e cura. Contiene Steroli, K, Ca, Flavonoidi, A. Glycirrhizico, Flavoni, Isoflavoni, Estragolo, Anitolo, Geraniolo, Acidi Alifatici, Aldeidi, Chetoni, Iraniane.. Contiene: Amido, Saccarosio Saponosidi, Triterpenoli. E' usata nella cura dell'Ulcera Gastrica; è Speciale nelle Patologie Polmonari, calma la tosse e scioglie il Muco, è espettorante, scioglie il catarro da Rinofaringe, Laringe e Bronchi. Cura l'Epatite Cronica e A,B,C. È Antivirale, agisce contro Herpes, AIDS-Sindrome di Immunodeficienza acquisita, l'Encefalite, abbassa il PSA.

I Virologi dell'Università di Francoforte, hanno studiato la sua efficacia contro la replicazione del Coronavirus, e della SARS.

In Medicina Cinese è denominaa *Gancao*, di Temperatura Neutra, Sapore Dolce. Agisce su Fegato, Milza, Stomaco, Cuore, Polmoni. Tonifica il Sangue Xue e il Ki Energia. Cura la Pertosse, la Tosse, l'Asma; è espettorante.

Dose prescritta è di 3 g al dì in decotto; può essere assunta fino a 50 g. Oltre tale dosaggio, può dare Ipertensione; in tal caso è sufficiente rinforzare il K potassio con Banane, Mele, ecc.

Fiore di Caprifoglio, Lonicerae Flos – Jinyinhua

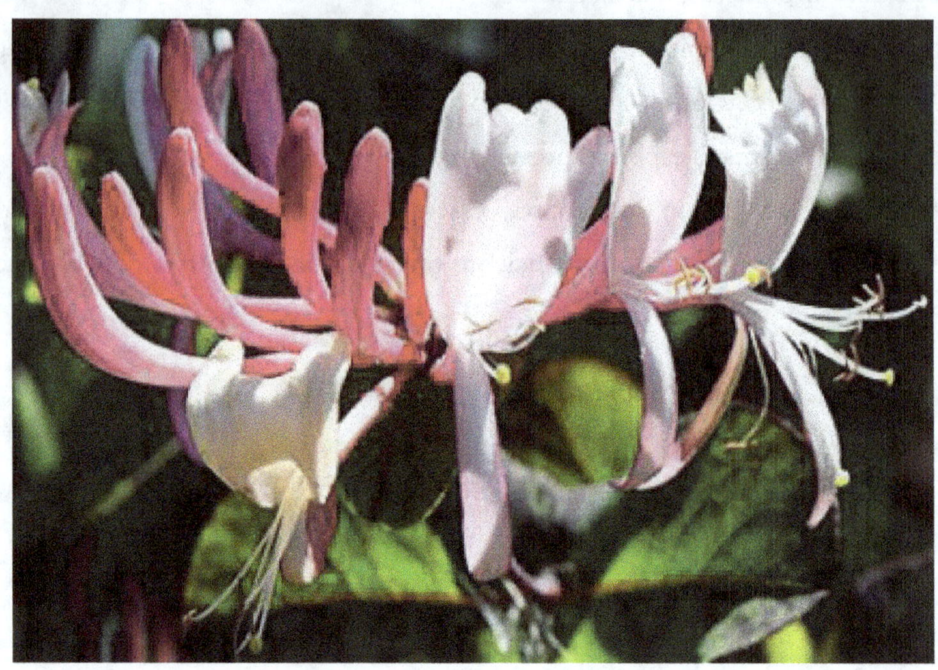

Famiglia delle Caprifolliacee

Descrizione. È un vitigno estremamente vigoroso. *Jinyinhua* significa in Giapponese "Fiore Oro Argento" per spiegare che i suoi fiori sono al contempo tonificanti (Oro) e schiarenti (Argento). I boccioli sono argentati (preferiti in Medicina) e diventano dorati quando i fiori si aprono completamente dopo pochi giorni. Il nome cinese dell'intera pianta, *Ren Dong*, che significa "Resistente all'inverno" si riferisce al fatto che è perenne e resistente al freddo. La migliore qualità cresce nelle province di Henan e Shandong.

Proprietà e cura. Contiene Tannini, Olii eterici, saponine. È permesso in gravidanza, mentre è controindicato nel freddo del Jao Medio. Ha Temperatura Calda, Sapore Dolce. Agisce su Polmoni, Stomaco, Cuore. Intestino Crasso, Fegato. Cura le infiammazioni interne restituendo frescura; cura i gonfiori del torace, del collo e degli occhi, rinfresca gli ascessi intestinali, le infezioni intestinali, cura la dissenteria, le febbri, la gola secca, tutte le infezioni al primo stadio, la sensazione di bruciore e il dolore al torace. Quest'Erba ha il potere di contrastare il Proteus Battero Gram Negativo della Famiglia delle Enterobacteriacee, la specie del Batterio Proteus Vulgaris che è un Batterio mobile diffuso nei liquami e nei concimi, quindi nel suolo, negli animali e sulle piante. Nell'essere umano tali tipi di Batteri causano infezioni urinarie, e, in specie negli ospedali, infezioni da ferita e da ustione, ascessi, meningiti, setticemie, pleuriti e polmoniti, otiti e congiuntiviti. Sono

Batteri resistenti agli Antibiotici come polimixine, Aminoglicosidici, all'Acido Nalidixico, al Sulfametossazolo.

Dose standard consigliata è di 10 g in infuso al giorno.

Magnolia

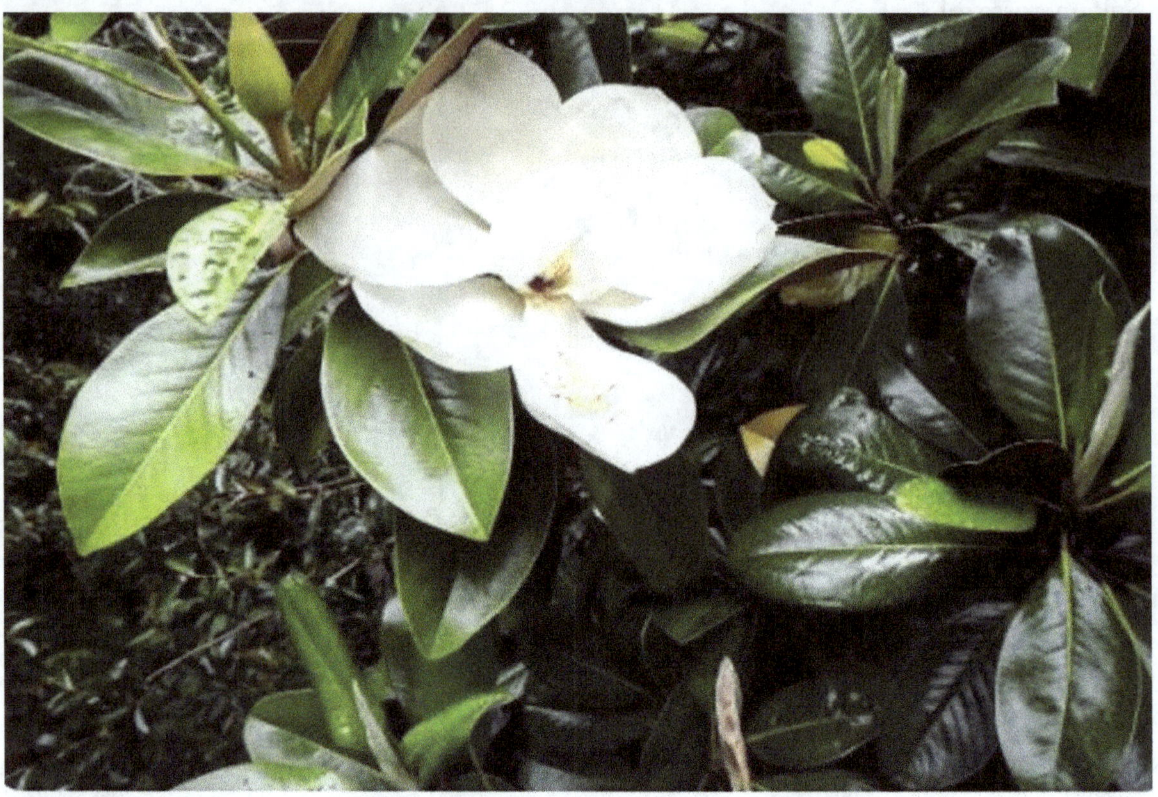

Famiglia delle Magnolacee.

Descrizione. Pianta Arborea sempreverde originaria del Nord e Sud America, Asia, India, Nuova Guinea. Fu scoperta dal medico botanico Magnol. Angiosperme tra le prime apparse sulla Terra, risalenti a 95 milioni di anni fa. Ha foglie alterne picciolate; i fiori ermafroditi, sono bianchi e disposti a spirale con il ricettacolo a forma di cono. Ha stami lamellari e carpelli con due ovuli. I frutti sono simili a pigne che contengono semi di colore rosso brillante. Si definiscono follicoli legnosi.

Proprietà e cura. La corteccia della Magnolia Officinalis contiene un olio con Beta Eudesmol. È un potente Antibatterico in quanto agisce contro lo Stafilococco Aureus, il Diplococco Pneumonie ovvero Streptococcus Pneumonie: quest'ultimo è la causa delle polmoniti più frequenti nell'uomo e oltre alla polmonite, può causare Sinusiti, Bronchiti, Otiti, Meningiti. È un Cocco Gram-Positivo e possiede tre Antigeni: uno Capsulare Polisaccaridico, uno Proteico Proteina M e Polisaccaridico della parete batterica. La specie è sensibile alle Penicilline e viene distrutto dai disinfettanti.

La Magnolia è attiva anche sul bacillo Pertussis, che causa una patologia dell'albero bronchiale: tale infezione colpisce l'epitelio ciliato dei bronchi e della trachea; dopo un periodo di incubazione di dieci giorni, si manifesta con starnuti, tosse stizzosa, lacrimazione e soprattutto eccessi notturni parossistici di tosse asinina con grido finale e vomito. Il trattamento allopatico poiché il bacillo Pertosse è resistente alla Penicillina, necessita di Antibiotici quali: Eritromicina, Tetraciclina, Cloranfenicolo. Un'altra profilassi è quella vaccinale al terzo mese di vita. D'altro canto, il rimedio omeopatico, ovvero la Drosera Rotundifolia, ora anche in sciroppo, è molto efficace.

La Magnolia agisce anche nella Shigella Dysenteriae, che è l'agente eziologico della dissenteria bacillare nell'uomo, ovvero Shigellosi. Essa comprende dieci sierotipi che variano dalla A alla L e sono in grado di causare neurotossine responsabili di Paralisi e di gravi Dissenterie con complicazioni quali l'Artrite.

La Magnolia cura anche le Salmonelle di Tifo e Paratifo. Le salmonelle causano infezioni dette Salmonellosi, con Febbre Tifoidea, Diarrea; sono localizzate nell'Intestino Tenue e nell'Ileo. Vengono distrutte da Ipocloriti, Cloro e Fenoli.

Inoltre la Magnolia ottima per la cura della Disbiosi Intestinale, giacché regola il recupero post-terapia antibiotica della flora intestinale (F. Piterà).

In medicina cinese la magnolia è denominata *Houpo*. Ha temperatura calda e sapore amaro pungente; agisce in particolare su milza, stomaco, polmoni, intestino crasso. Regola la stagnazione del Ki, abbassa la pressione sanguigna, tratta le ostruzioni intestinali, cura la dissenteria amebica, tratta il Parkinson. È consentita in gravidanza, mentre è controindicata nella carenza di Yin.

Si prescrive in dose di 5/9 g in decotto, che elimina il muco dai polmoni, la flemma, riscalda il TR medio, regola l'energia Ki reversa dal suo percorso e il flusso normale.

Mandarino

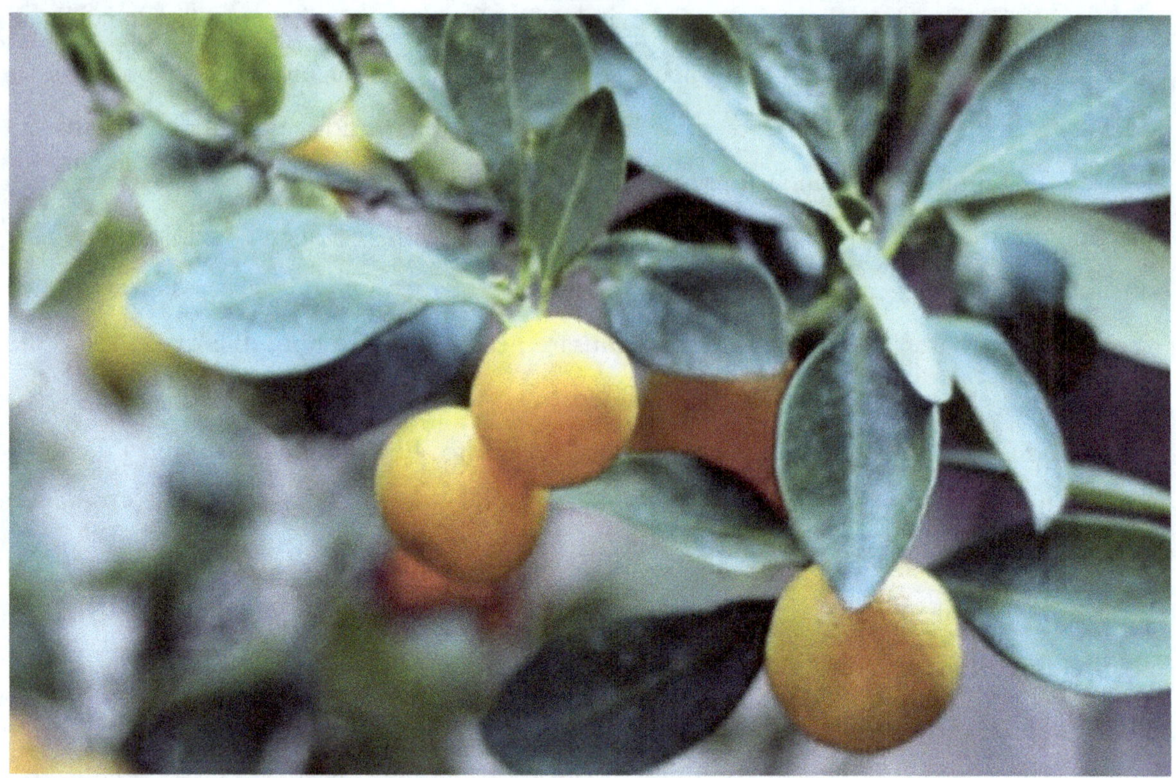

Famiglia delle Rutacee.

Descrizione. La pianta di Mandarino è un arbusto che in piena terra raggiunge un'altezza di 2 m. Le foglie sono piccole e hanno un profumo intenso, il frutto è sferico e leggermente appiattito all'attaccatura; la buccia di colore arancione è molto sottile e profumata.

Proprietà e cura. La Buccia del Citrus Tangerine o Mandarino è Antirinovirus: questo Virus, il cui nome deriva dal greco *Ris* = Naso e che ha una grandezza di circa 30 nanomicron, appartiene alla famiglia dei Picornaviridae i quali infettano il tratto superiore respiratorio dei Mammiferi, depositandosi su Mucose Nasali, Congiuntivali, Turbinati: essi sono inattivati da pH 3 Acido, tuttavia resistono ai disinfettanti e all'etere; ne esistono 15 Tipi tra cui, uno Umano e uno di Scimmia. Quello umano causa Raffreddori, Faringite, riacutizzazione di Bronchiti croniche e Polmoniti e il contagio è aereo: provoca Tosse secca, Carenza di Fiato con precedenti sintomi di Congestione Nasale, Febbre per la durata di cinque giorni; può anche dare Infezione oltre al Covid19 insieme all'Influenza A e B. L'Apoptosi delle Cellule Infette è regolata dall'Interferone, che controlla la Replicazione Virale; curata con Interferone si risolve in 3 settimane.

Il Mandarino cura anche la sensazione di Pienezza Addominale, ed Epigastrica.

In Cinese è denominato *Chempi*. Di Temperatura Calda e Gusto Dolce Amaro, agisce su Milza, Stomaco, Polmoni. Regola il Ki, la Nasusea, l'Inappetenza, l'Imbarazzo con eruttazione. Cura la Bronchite Cronica, l'Enfisema, la Compressione del Torace, la Tosse con molto espettorato; il suo succo è Mucolitico; cura la Stagnazione del Ki del Fegato e i problemi di Schizofrenia, Depressione e Paure. Recenti Scoperte lo Considerano come uno dei migliori Nutrienti del Principio Vitale *Yangshengshu* poiché va a stimolare l'Energia Ancestrale Cromosomica Ereditaria, *Yang Ki*. È consentita l'assunzione in Gravidanza mentre è controindicato in caso di Carenza Yin.

Melograno, punica granatum

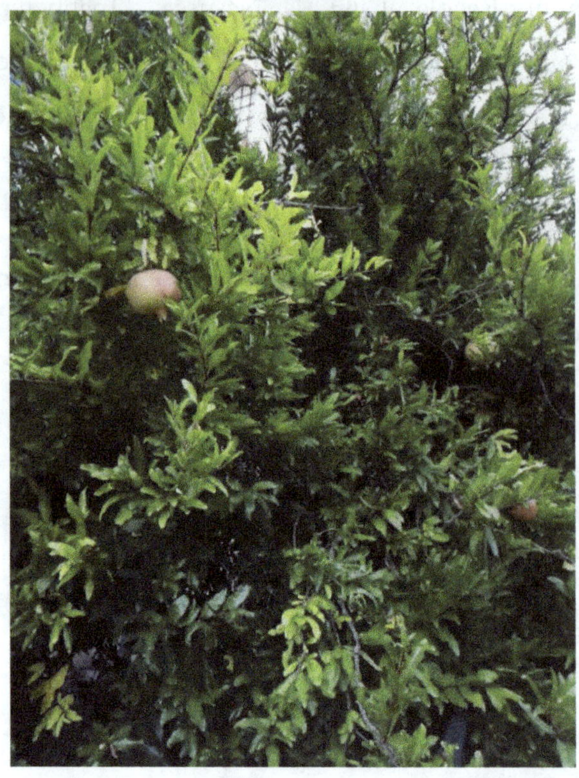

Famiglia delle Punicacee.

Descrizione. Originario di Persia, Kurdistan, Caucaso e dei Paesi mediterranei; fiorisce in giugno-luglio. È un arbusto che può raggiungere i 5 m, ricco di rami spinosi; ha foglie lanceolate con margine intero, opposte, verdi nella pagina superiore, più pallide nella pagina inferiore. I fiori sono solitari sessili; il frutto è bacciforme coronato dal calice persistente; il pericarpo è coriaceo diviso in logge su due piani sovrapposti. I semi rossi sono molti in ogni loggia. Se ne utilizzano la Corteccia, le Radici, i Rami, il Frutto e la Buccia dei frutti.

Proprietà e cura. Contiene Pelletierina, Metil pelletierina, Alcaloide Levogiro C8H15OH, Isopelletierina, Tannini, Acido Gallico, Acido Ellagico, Amido, Resina, Boro. Ha Azione Antielmintica. Era usato da Plinio, Celso, Dioscoride per eliminare gli Elminti intestinali mediante fiori, frutti e corteccia. Paracelso lo utilizzava per curare le infiammazioni; Mattioli per curare le febbri e come Antipertensivo.

In Medicina Cinese è usato per la cura di Dissenterie e Catarro gastroenterico. In Tibet si usa per eliminare i Metalli pesanti dallo Stomaco. La Medicina Ayurvedica ne impiegava l'Olio ricavato dai semi per togliere la Tenia e, come Batteriostatico, contro la S. Typhosa, S. Aureus, S. Piogenes, B. Antrhacis. Recenti studi ne hanno dimostrato la capacità di bloccare la Proteina Spike a livello della membrana recettoriale ACE2 e di contrastare il 2 Covid.

Menta Piperita

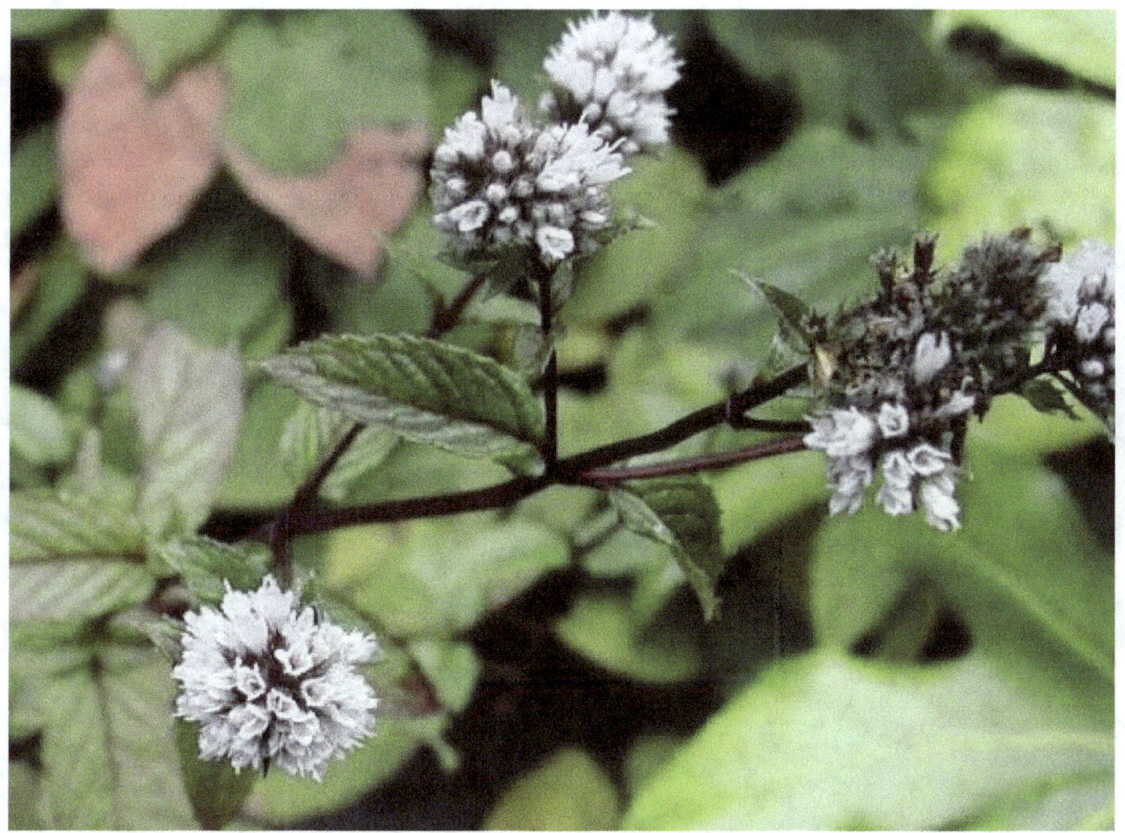

Di Sten Porse - Self-published work by Sten Porse, CC BY-SA 3.0,
https://commons.wikimedia.org/w/index.php?curid=73093.

Famiglia delle Lamiacee

Descrizione. Pianta alta 70 cm con foglie verdi scuro, lanceolate con bordo dentato, fiori rossastri molto aromatica. È famosa la Varietà inglese Mitcham.

Proprietà e cura. Contiene: Mentolo, Pulegione, Carvone, Sesquiterpeni, Cineolo, Acido Caffeico, Rosmarinico, Triterpeni. Cura l'Insufficienza Epatica, favorisce il drenaggio Biliare, abbassa i livelli di Colesterolo poiché inibisce l'HMG Coenzima A Reduttasi.

Il suo Olio Esenziale è Antinevralgico e cura Sciatiche, Artralgie; tratta la Zona herpes.

Plinio riteneva che la pianta fosse in grado di Risvegliare lo Spirito, ovvero l'Ipofisi, l'Intelletto e la concentrazione. Cura Febbri, Sinusiti, Cefalee, Bronchiti.

Dose giornaliera consigliata 3 g.

Si veda anche quanto consigliato nel libro di Paolo e Mario D'ANNIBALE – (L'ERBORISTERIA la Medicina della Natura)2024, pp. 153, 155, 177, 213, 309, 440, 446.

Mirto Myrtus Communis L.

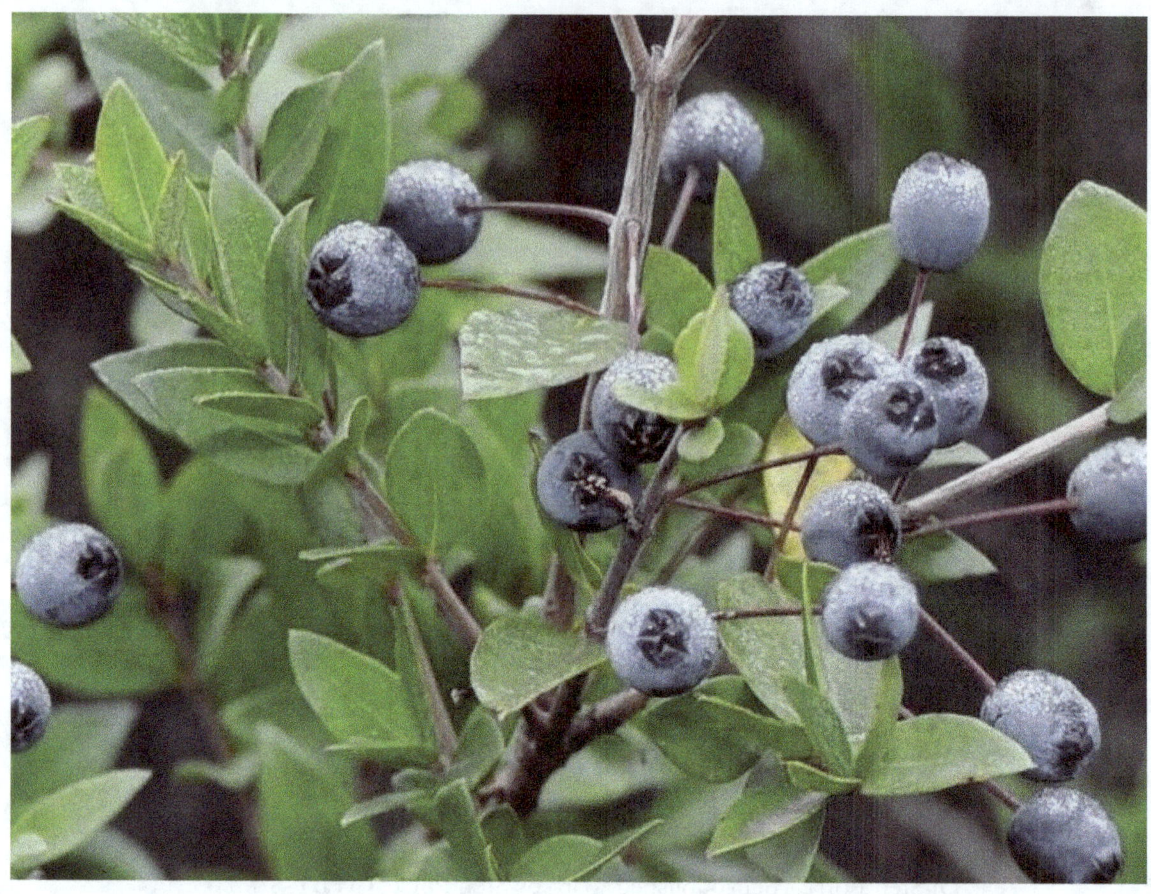

Famiglia delle Mirtacee.

Descrizione. Detto *Pepe di Corsica*, è un arbusto sempre verde, ramificato con foglie opposte ovali e aguzze, punteggiate in trasparenza. Ha Fiori bianchi a cinque Petali, ciascuno su Pedicilli solitari.

Proprietà e cura. Contiene: 1,8 Cineolo. Acetato di Mirtenile, Alfa Pinene, Alfa Terpinolo, Linalolo, Acetato di Geranile, Cariofillene. È Antisettico, Urogenitale nella cura delle Pieliti, Cistiti. Cura i Polmoni, la TBC, è Anticatarrale, Balsamico, Battericida. È espettorante, cura: Bronchiti Croniche, Parotiti, Fistole, Carbonchio Patereccio, Catarro Secco e Bruciore al Polmone sx. Si utilizza per contrastare il Catarro Copioso, Denso e Giallo non come Kali Bicromicum, che, invece cura lo stesso catarro ma in forma Collosa.

Nepitella Cataria L.

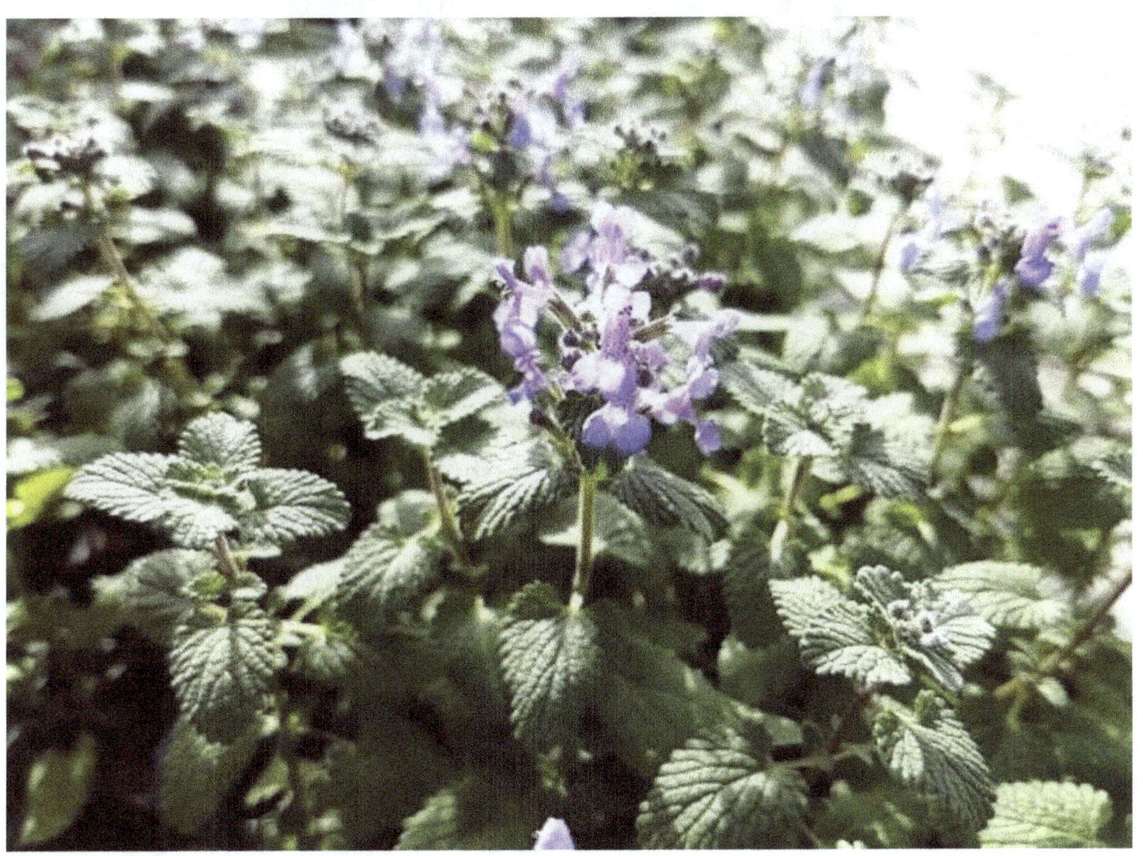

Famiglia delle Lamiacee.

Descrizione. Pianta Perenne, eretta, alta fino ad 1m, presenta foglie ovali o cuoriformi. Ha fiori Bianchi e Rosa. È originaria del Nord America, Asia, Europa. Secondo Livio è un' Erba proveniente da Nepi, paese del Viterbese, dove e' nata mia Mamma Anita Jacurti,usata dagli Etruschi per curare le punture degli Scorpioni. È anche nota come Erba Gatta.

Proprietà e cura. Contiene: Olio essenziale Carvacrolo, Nepetolo, Pulegone, Geraniolo, Timolo, Acido Nepetalico, Nepetalattone, Anidride Nepetalica.

Il dr. Henri Leclerc la usava negli eccessi di Pertosse. Era utilizzata nei casi di Influenza, Tensione Nervosa, Irritabilità, Insonnia, Convulsioni, Mal di testa, Isteria, Febbri.

In Medicina Cinese è denominata Ja Jing Je. Di Temperatura calda Fresca, di Sapore Acre, Aromatico, lievemente Amaro. Agisce su Cuore, Polmoni, Intestini; è Sudativa, Diaforetica, Spasmolitica; regola il Ki intestinale. Tranquillizza perchè calma il Cuore e lo Yang del Fegato agendo come la Valeriana. È inoltre repellente per gli Insetti.

Noce Juglans Regia L.

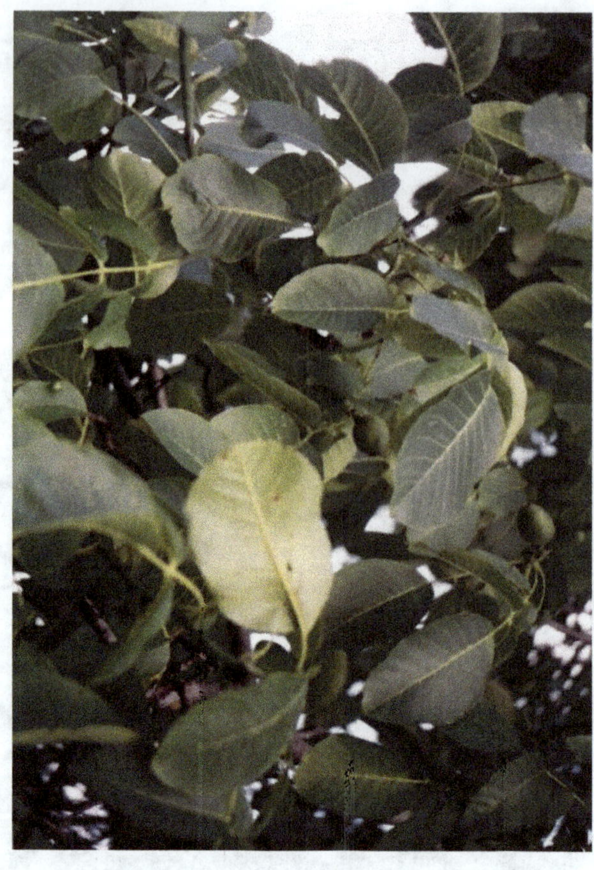

Famiglia delle Juglandacee.

Descrizione. Albero spontaneo di origini Caucasiche, Armenia, Persia, Cina, America, Grecia, Italia. Alto fino a 25 m; il caule presenta una corteccia cenere con screpolature poco profonde. Le foglie ovato appuntite sono imparipennate con la pagina superiore glabra e quella inferiore con peli. I fiori monoici raccolti in amenti. I frutti a drupa con mesocarpo mallo verde ed endocarpo a guscio legnoso.. Le foglie contengono: olio etereo, juglone, inosite, sostanze tanniche. Acido ellagico e gallico. L'annerimento del mallo è dato dalla juglandina che con l'aria si annerisce.

Proprietà e cura. Contiene: C10H603 Juglone, Tannino, Flavonoidi, Quercetina 3 Arabinosido, Campenolo, nelle radici e nelle foglie. Erbrand di Nims applicando la corteccia sui polsi curava con efficacia le febbri. Cura le Linfoadeniti, la TBC Polmonare e Miliare di forma letale che può colpire quando molti Batteri circolano nel sangue, a partire dal Mycobacterium Tubercolosis che si trasmette per via Aerea e colpisce i Polmoni, il Fegato, il Midollo Osseo, le Meningi, il Pericardio. Luton curava la TBC Miliare; Reynaud curava il Diabete e scopri che le foglie hanno il potere di regolare sia la Ipo sia la Iperglicemia. Kneipp curava con il suo Sciroppo i Vermi intestinali, la Scrofola, l'Asma, le

Piaghe vecchie, le Pustole, e, con il decotto di foglie, curava le Infiammazioni genitali. Ha proprietà antisettiche; è Antiflogosi, Antinfettiva.

In Medicina Cinese, la pianta è denominata *Hutaoren*; di Temperatura Calda, di gusto Dolce. Agisce su Polmoni, Reni, Intestino. Cura la Tosse cronica, l'Asma, la Dispnea, aumenta il Ki Polmonare, tonifica i Reni e quindi sana i dolori ai lombi; è lassativa se assunta secondo il dosaggio di 9 g in decotto. È ammessa in gravidanza, controindicata nella carenza di Yin.

Origano, Origanum Vulgare

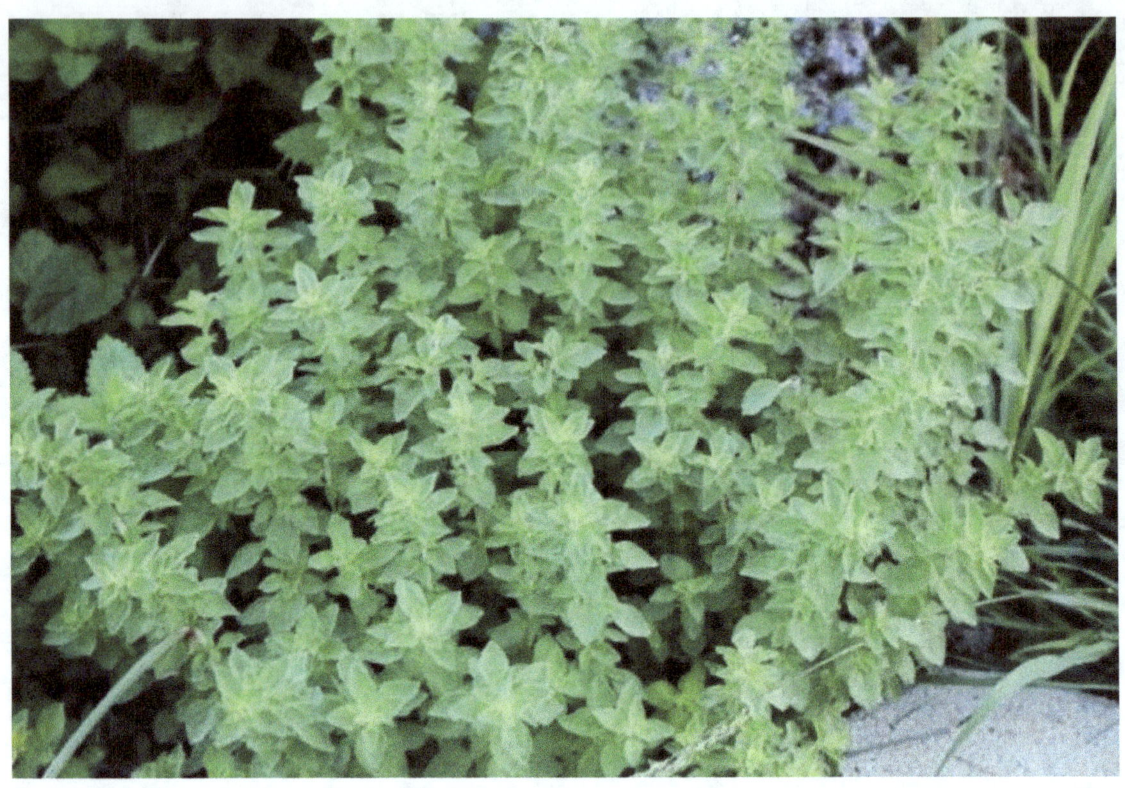

Famiglia delle Labiate.

Descrizione. Pianta Aromatica originaria dell'Europa, erbacea perenne, cresce spontanea con fusto sub legnoso. Con Foglie opposte ovali e Fiori Rosati, racchiusi in pannocchie terminali, mentre la Maggiorana, erba consimile, li possiede Bianchi. Fiorisce tra Maggio e Agosto.

Proprietà e cura. Contiene Carvacrolo isomero del Timolo, Alfa e Gamma Terpinene, Mircene, Cariofillene, Alfa Pinene, 1,8 Cineolo, Timolo.

È un'erba Antisettica, Antivirale, Battericida, Funghicida, Espettorante, Parassicida, Citofilattico, ovvero Antinfettiva a 360° ovvero Stimolante dei Globuli Bianchi e di tutto il Sistema Immune. come il Cloruro di Magnesio. Tonica, Febbrifuga e con efficacia Antinfettiva soprattutto per l'Apparato Respiratorio, ove elimina le Ostruzioni Catarrali. È Digestiva, Sedativa, Aumenta la Concentrazione Mentale. È un efficace Antidolorifico, dona Forza Psichica e Coraggio.

Ortica, Urtica

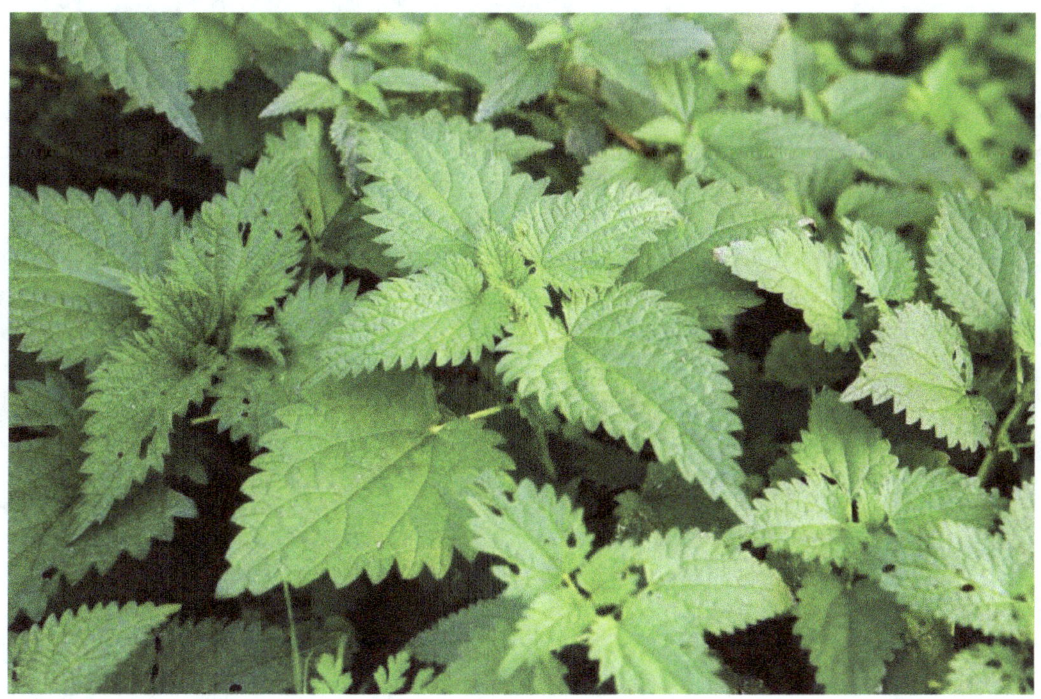

Famiglia delle Urticacee.

Descrizione. Erba Perenne; le congenere sono la U. **Dioica**, la **Urens**, la **Pilulifera**. Alta fino a 1 / 2 m, cresce lungo le strade, i fossi, i terreni incolti in Europa, Africa, Asia. Presenta larghi Steli, Corpulenti Stoloni, Foglie ovate, lanceolate opposte ai margini seghettate e con peli urticanti contenenti Acido Formico, Fiori maschili e femminili.

Proprietà e cura. Contiene Flavonoidi, Glicosidi Diuretici, eliminanti Cloruri e Urea, Lignani, Epatoprotettori, Clorofilla, Amine, Vitamine, Steroli. Acido Caffeico.

l Medici Chomel e Depuy la usavano nella cura delle Febbri, per la Rosolia, e il Morbillo, nelle Nefriti, nella Gotta e i Reumatismi. La Radice mista a zucchero è espettorante, cura la Tosse antica, la Pleurite, l'Idropisia Polmonare incipiente. Il romano Maratti usava il Succo per la cura delle Dissenterie, il Dr. Kneipp utilizzava il Decotto di Radici e Foglie per i Calcoli della Vescica Biliare.

È utilizzata nella cura delle Iperglicemie, nella difficoltà a urinare, nell'Adenoma Prostatico.

In Medicina Cinese è denominata Sin Ma Di; ha Temperatura Calda Fresca, Sapore Acre agisce su: Polmoni, Intestini, Vescica Urinaria. Chiarifica la Flemma Polmonare, toglie il Catarro Polmonare; è Antinfiammatoria, Anticatarrale della Vescica Urinaria, è Antiallergica nelle Riniti Acute Allergiche. Antipertensiva, Antinfiammatoria Ipo o Iperglicemica. Apre le Ostruzioni Polmonari di Catarro, che impediscono il Respiro Pieno. Si usa nelle Dismenorree come Antianemica, e si adotta nella cura delle Coliti.

Pera, Pyrus

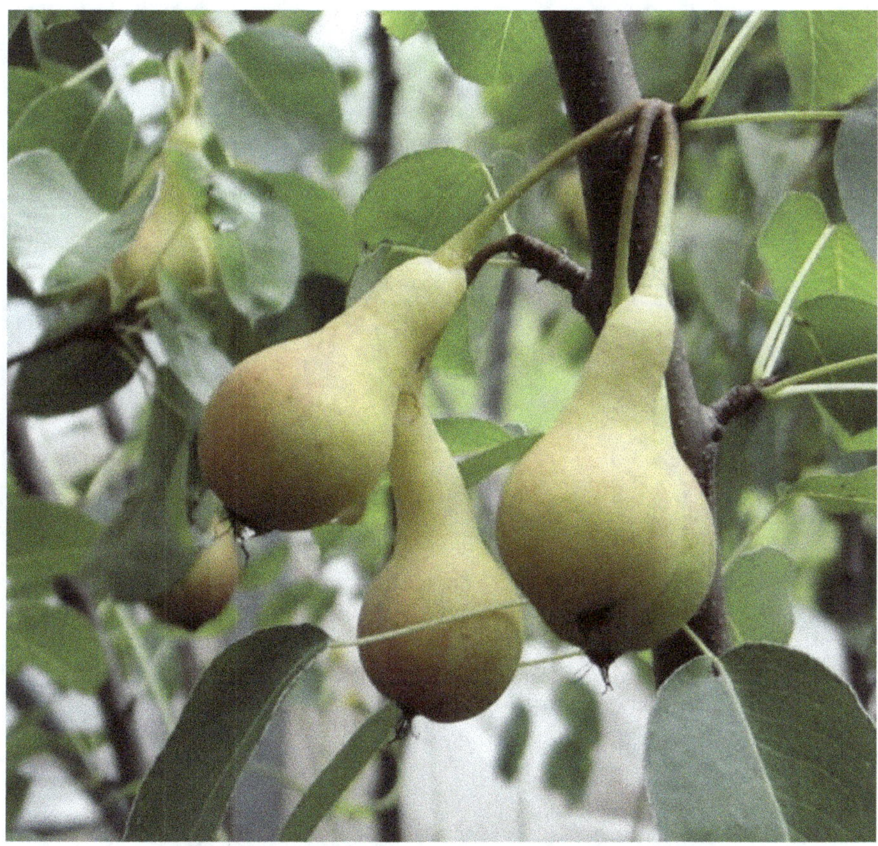

Famiglia delle Rosacee.

Descrizione. È un albero di medie dimensioni; può raggiungere un'altezza variabile da 10 a 17 m; le diverse specie note vivono sino a una quota di 1000 m. Per lo più deciduo, è sempreverde solo in rare specie originarie dell'Asia sud-orientale. In alcune specie, le foglie sono lunghe circa 2-12cm, di colore verde lucido argenteo-pelose in altre; la forma delle foglie varia dall'ovale al lanceolato stretto. I fiori sono di colore giallo o rosa bianco, raramente tinto (diametro2-4cm)con cinque petali. Fioriscono tra aprile-maggio.

Proprietà e cura. Contiene Proteine, Lipidi, Carboidrati, Ca, P, Fe, Carotene, Tiamina, Ovoflavina, Acido Nicotinico, Acido Ascorbico, Acido Malico, Acido Cireico, Zuccheri come Glucosio, Fruttosio, Saccarosio, Xilosia. Di Temperatura Calda, Sapore Dolce, Acre. Agisce su Intestino, Polmoni, Stomaco, attiva il circolo sanguigno, e rimuove le stagnazioni di Sangue.

Pino Marittimo / *Pinus Maritima Lamk Miller*

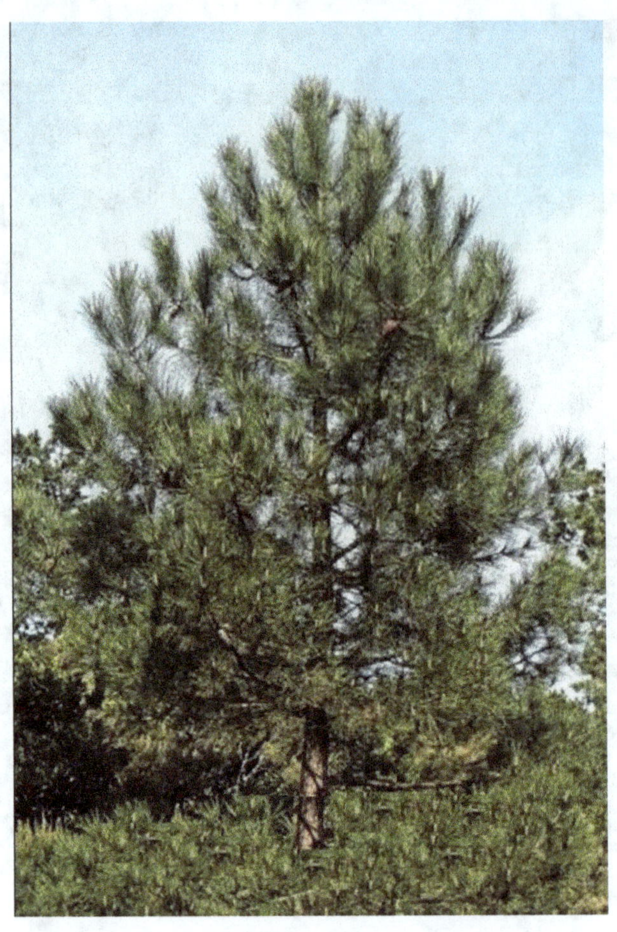

Famiglia delle Pinacee

Descrizione. Il Pino marittimo o *Pinus Pinaster*. Albero che cresce nelle aree costiere Mediterranee, Africa, Marocco, Spagna, Italia, Francia, Corsica. Raggiunge un'altezza di 40 m. Mediamente longevo può raggiungere 100-200 anni. Ha tronco dritto di diametro fino a 1/2 m; non presenta molti rami, ha una chioma inizialmente piramidale, poi più o meno espansa e tondeggiante, allaragata dalla forma a ombrello, anche a cono appiattito di color verde brillante. Le parti usate sono: le Gemme.

Proprietà e cura. Contiene: Olio Essenziale 1 Alfa Pinene, 1 Borneolo, Limonene, Dipentene, Alcoli liberi, Esteri, Acido Caprilico, Esteri dell'Acido Acetico, Propionico, Laurico; contiene nelle foglie Acido Sabinico, Acido Junipirinico, Vit. C.

 Ippocrate e in seguito Dioscoride lo impiegavano per la cura delle Affezioni Polmonari mediante Estratti di Gemme. L'Olio Essenziale è un potente Antisettico, Antiflogosi, si usa per le Tracheiti, Laringotracheiti, Bronchiti, come Diuretico; inoltre è Antisettico per le vie Urinarie, le Pieliti, le Cistiti catarrali, le Uretriti, le Infezioni da Mycobacter tubercolosis. La sua Azione si Manifesta con i Leucociti e la desquamazione degli Epiteli. Il Macerato glicerico agisce su mucose nasali, seni paranasali, bocca, gola, bronchi, bronchioli, cavo orofaringeo, faringe, laringe, vie aeree superiori, polmoni, vie urogenitali, sul sistema immunitario, sul microcircolo. Ha effeti Antimicrobici, Antivirali, Mucolitici, espettoranti, Tossifughi, Spasmolitici delle vie respiratorie, in specie nei casi di Asma. Le gemme sono Coleretiche, Colagoghe, Diuretiche, Antilitiasiache biliari, Antianemiche, Antireumatiche, Antinevralgiche, Emostatiche.Vasoprotettrici, Antiperossidazione lipidica, Antiradicali liberi; inibiscono la formazione di Citochine Proinfiammatorie, Bronchiti Acute, Croniche, BPCO Bronchiettasie, Tubercolosi, Bronchite cronica fetida, Gangrena polmonare, Raffreddore, Influenza, Tossi, Sinusiti, Tracheiti, Laringiti, Faringiti, Rinofaringiti, Otiti, Riniti, Catarri delle vie respiratorie, Riduce la Sciatica, l'Osteoartrite del Ginocchio, riduce il rischio Cardiovascolare nel Diabete di tipo 2; abbassa il colesterolo LDL fattore di rischio nelle Malattie Coronariche e aumenta l'HDL. Cura le Cistiti Acute e Croniche, cistiti e uretriti blenorragiche, Ematurie, Cistorragie non di origine renale, Leucorree, seda le Coliche Epatiche, Enteralgie, Enteriti Mucomembranose, Sindromi e Crampi Premestruali. È Antiaggregante Piastrinico e preserva il Collagene dei Capillari dall'Azione lesiva dell'Enzima Elastasi, tonifica la Pelle in quanto stimola la produzione di Collagene e Acido Ialuronico. Schiarisce le macchie scure della pelle sintomo di Surrenali carenti, Migliora l'Edema sottocutaneo degli arti inferiori causato dai lunghi voli e l'Edema Declive causato da farmaci Calcioantagonisti come Nifedipina, e l'Insufficienza Venosa cronica, riducendo la Pressione venosa. Riduce i danni della Retinopatia diabetica, migliora l'Attenzione e la Concentrazione visivo motoria, l'Epilessia, la Corea, il Tetano. (da F. Piterà, *Vademecum di Meristemoterapia*, Nova Scripta, Genova 2020).

Pino, Pinus Sylvestris

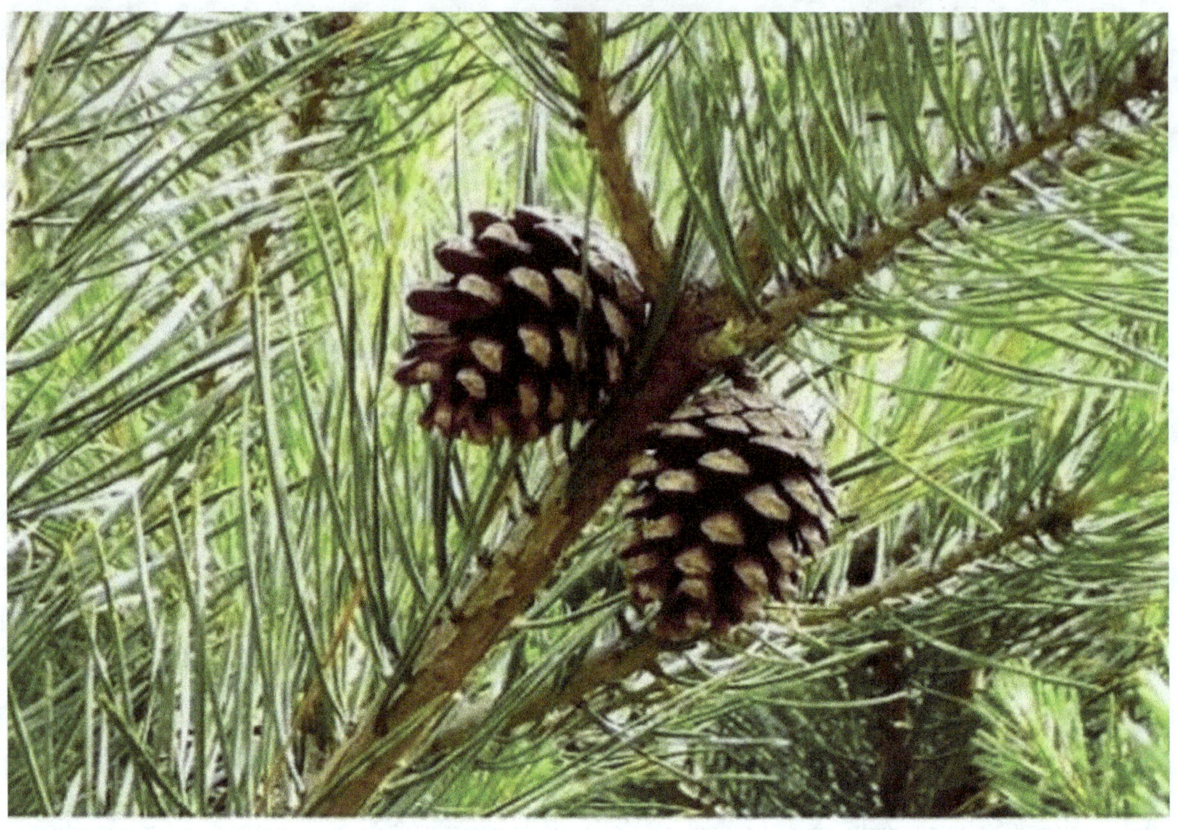

Famiglia delle Pinacee L.

Albero alto fino a 25 m, di origine italiana, Europea e Asia Settentrionale Ha corteccia di colore bruno rossiccio chiamata dai cinesi "pelle di drago". Foglie sempreverdi in ciuffi lunghe 6 cm. Il Pino fiorisce in Aprile-Maggio.

Proprietà e cura. Contiene Alfa, Beta Pinene, Limonene, Delta Carene, Beta Fellandrene, Mircene Cariofilleni, e Sesquiterpeni Antinfiammatori, Terebentina, Vit. B1, PP, C, Sali, Fe, K, Mg, Acetato di Bornyle. Era usata da Ippocrate di Cos per curare le Pleuriti, da santa Hildegarda di Bingen per Purgare e Drenare i Polmoni; dai Medici Arabi per curare le Ulcere Polmonari. Il Maestro Matteo Plateario della Regola Salernitana, usava i Pinoli per rinforzare il Seme. Stimola e regola l'Asse Ipofisi-Surrene. Antimicrobico, Antivitale, Antisettico polmonare, Insetticida, Vermifugo, Balsamico, Espettorante, Ipertensivo, contrasta le Laringo Tracheiti, Bronchiti e le Epidemie di Influenza e Raffreddori.

Esistono molte congeneri: quella del Pino Marittimo contrasta l'Insufficienza renale e ritenzione di urine. In dosi terapeutiche non da effetti collaterali.

Portulaca

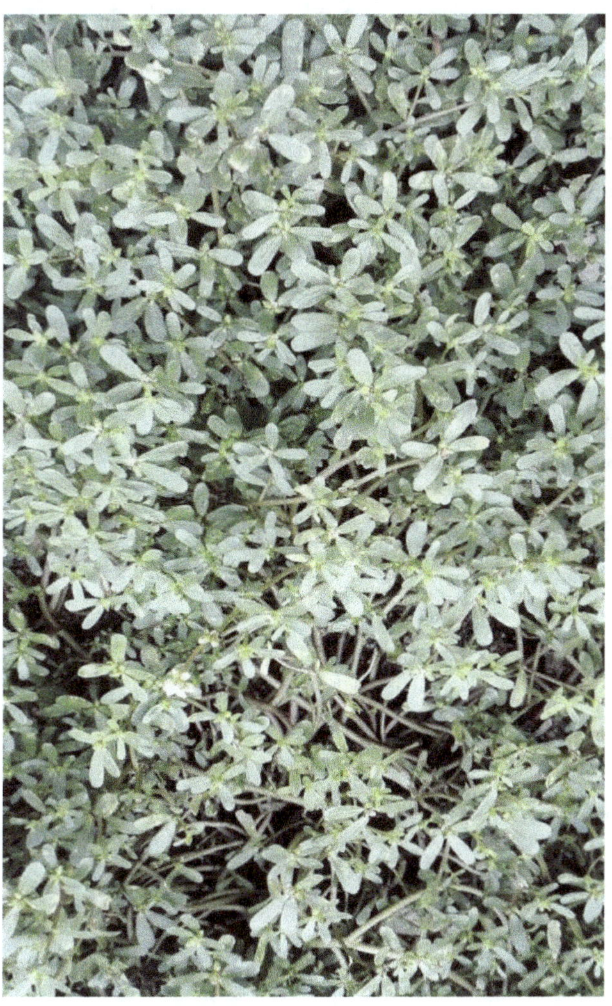

Famiglia Portulacacee

Descrizione. Originaria dell'Asia. Cresce nei terreni coltivati, orti. Pianta simil grassa ha il fusto ramificato, rossastro e succulento con le foglie carnose, succulente a forma di uovo, i fiori sono di colore giallo, il frutto è una capsula ovale di colore nero.

Proprietà e cura. Contiene Sali di potassio, Dopamina, Acidi Organici, Oligoelementi, Mucillagine. Ha proprietà Depurative, Diuretiche, Antinfiammatorie nelle Dissenterie da Bacilli, contiene Omega 3; toglie i Calcoli e blocca le Emorragie.

In Medicina Cinese è denominata Machixian, ha Temperatura fredda, Sapore Acre. È attiva su Intestino Crasso, Cuore, Fegato. Viene usata nella cura di Appendicite, Colite, Dissenteria, Carbonchio preso dalle Spore del Bacillo Antracis da Animali Infetti, la cui Terapia Allopatica è con Tetraciclina e Penicillina. La Portulaca lenisce le Infiammazioni del Sangue nelle feci, il Flor Albus, la Dissenteria come già sopra precisato, i Foruncoli, gli Ascessi, le Emorragie Post Parto, le Punture di Insetti. È vietata in Gravidanza e in presenza di Freddo e Debolezza nel Sanjao Medio. Cura l'Herpes Virus della Famiglia degli Herpes Viridae: i Virus di quest'ultima famiglia, che si replicano endonuclearmente e formano inclusioni intranucleari, sono presenti negli Animali, in Mammiferi, Pesci, Rettili, e Uccelli e vengono inibiti da etere e cloroformio o disinfettanti chimici, lipasi e calore. Essi possono restare all'interno dell'Ospite lungo l'intera vita; si trasmettono per contatto diretto con Mucose, attraverso il Sangue, i Latte, la Placenta e le Secrezioni Corporee. I virus bovini possono causare le Encefaliti, come quella che ebbe il figlio di Edward Jenner a 21 anni per aver fatto il Vaccino a 8 anni, a dimostrazione che il Virus può, come già detto, rimanere tutta la vita nell'ospite umano. Lo steso Virus della Scimmia può causare Laringotracheiti e perfino Encefalomieliti nell'Uomo. I Principali infettanti l'Uomo sono: Herpes Simplex, Herpes, Varicella, Zoster, il Citomegalovirus delle ghiandole salivari dell'Uomo, Virus Epstein Barr, HBLV Human B Lymphotropic correlato ai Linfomi e alla Leucemia.

Quercia

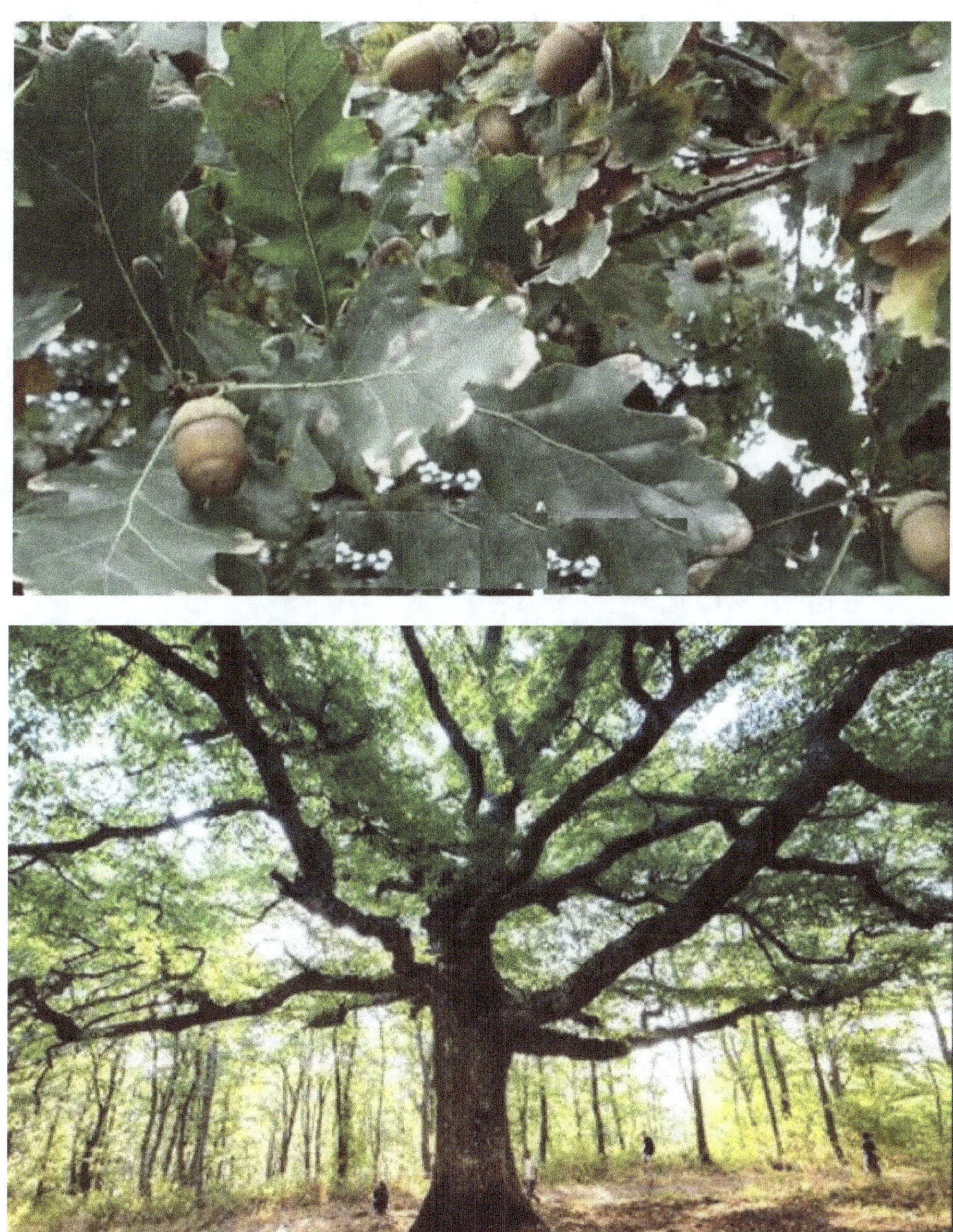

Famiglia delle Fagacee L.

Descrizione. Albero alto fino a 45 m, presenta Corteccia grigia, foglie Ovali, con picciolo corto e margini delle Foglie a denti ondulati, con pagina superiore verde scuro e inferiore glauca, Fiori con Amenti giallastri.

Proprietà e cura. Ha Proprietà Antimicrobiche e Antivirali, Antinfiammatorie in quanto contiene Tannini; è Antielmintica, Disinfettante della Faringe se utilizzata nei Gargarismi, Antiossidante, Antitumore, Antimutagena.

In Medicina Cinese è denominata Xiang Mu Pidi, di Temperatura Neutra, Fredda, Sapore Acre Astringente, lievemente Amaro. Agisce sugli Intestini, è Astringente Interno ed Esterno, cura le Dissenterie, l'Emoptisi, l'Ematuria, la Diarrea Sanguigna, le Polluzioni notturne. Edward Bach la prescriveva ai pazienti impegnati in una via di guarigione e di risoluzione giornaliera dei problemi della vita. Essa è infatti Simbolo di Forza.

Il Dosaggio prescritto è di 2 g, 3 volte al di in Decotto.

Rosa Canina

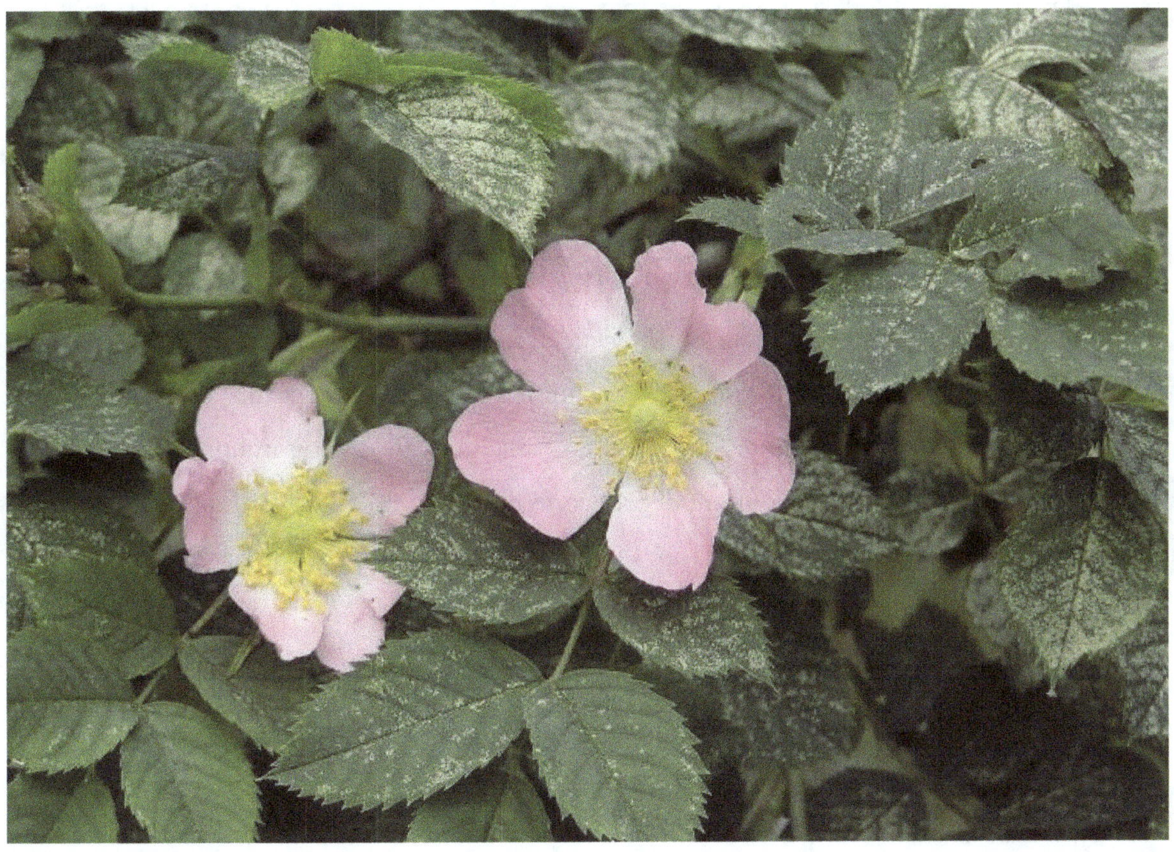

Famiglia delle Rosacee.

Descrizione. Arbusto alto 3 m, presenta Rami dritti e forti; ha sette Foglioline Ovali o Ellittiche, dentate senza pelurie, Stipole larghe ed allungate, Fiori Rosacei, Bianchi, solitari disposti a Corimbo con peduncoli lisci e ghiandole senza odore; Frutto Rosso liscio ricolmo di Semi. Cresce lungo le siepi in Italia, Europa, Africa, Asia.

Proprietà e cura. Contiene Acido Gallico, Tannino, Quercetina, Olio essenziale, Stearptene Solido. Plinio la usava come Collirio. Avicenna la utilizzava per la cura della Tisi Polmonare. Zacuto Lusitano curò con la Rosa Canina un'Ulcera Polmonare con Emottisi da cui era affetta la moglie del Vicerè del Portogallo. Henri Leclerc curò una lesione bacillare dell'apice dei Polmoni: e inoltre, a sua firma famosa fu la Ricetta di seguito trascritta, redatta dal medesimo nel 1920: «Si prendono le Rose Rosse <Canine> ancora non sbocciate si toglie ai petali la punta inferiore bianca, quindi si macinano questi petali in un mortaio con il Triplo del loro peso di Zucchero e tanto Idrolato di Rosa, e se ne prendono ogni giorno 100 g; ricchissimo tra l'altro di Vit C.».

I Medici Borrelli e Cesalpino usavano il decotto dei frutti per guarire i Calcoli Renali e Vescicali. La polvere mischiata a Senna è lassativa, mentre assunta da sola è Costipante nelle Diarree. La Rosa Canina, come la Quercia, dopo essere stata punta da un insetto crea una Galla o Spongiola grande come una Noce rosso giallognola, che possiede, secondo il Maratti, il potere di togliere i Calcoli Vescicali e Renali. Lemery è invece dell'opinione che sia in grado di eliminare i Vermi intestinali.

In Fitogemmoterapia, secondo Fernando Piterà, discepolo del dr. Pol Henry, la Rosa Selvatica Canina, agisce sui processi Flogistici recidivanti, sulle Infiammazioni costanti acute e croniche, per le quali, Omeopaticamente parlando, si sviluppa un Miasma Sicotico naturale, che può essere indotto, ad esempio, da malattie Autoimmuni e da Postumi Vaccinali. Un caso tipico da Immunodepressione del Reticolo Endoplasmatico causata da Sindrome da carenza di Proteina Ipo Globulinica, e Albumina, che si manifesta con Faringiti, Tonsilliti, Asma Bronchiale Allergica, Rinofaringiti, Otiti recidivanti. Usata insieme alla Betulla Bianca e all'Abete bianco è di particolare efficacia nei processi di guarigione.

Rosmarino

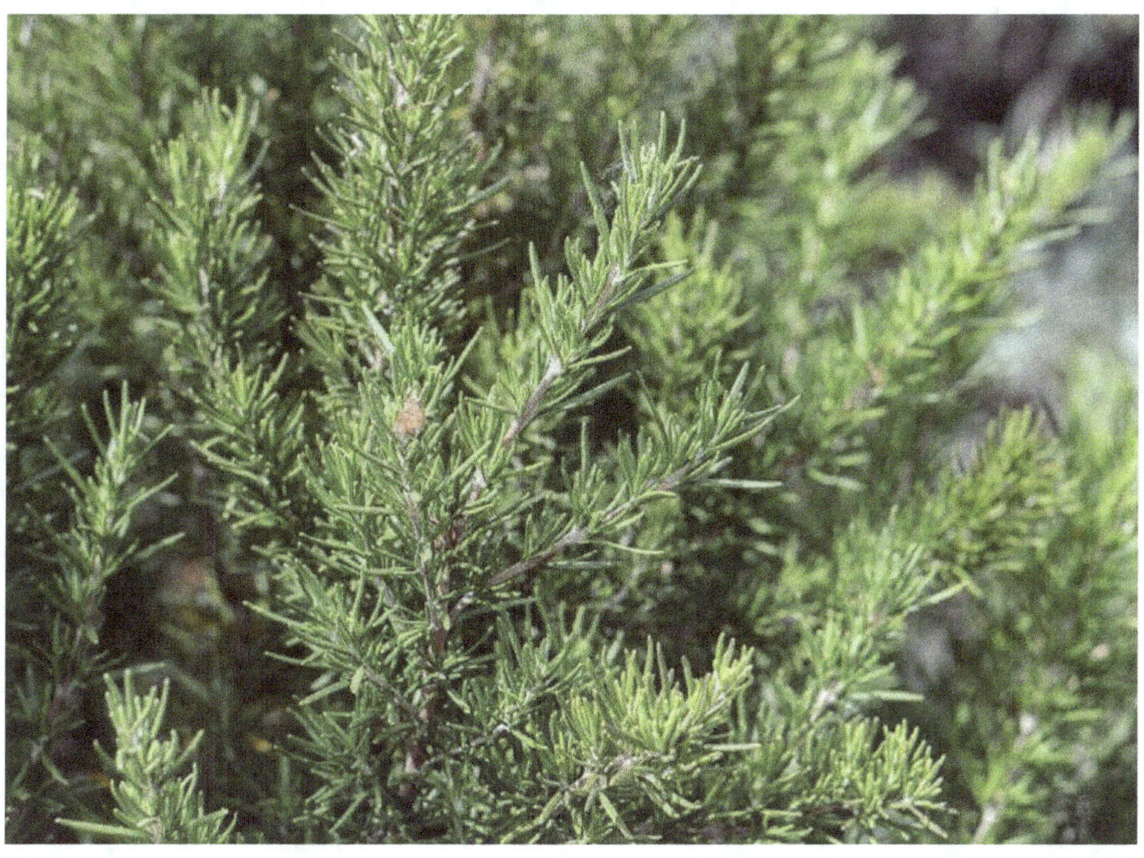

Famiglia delle Labiate L.

Descrizione. È un'Erba alta fino a 2 m con foglie lanceolate verdi nella pagina superiore e grigiastre in quella inferiore, con fiori bianchi o azzurrognoli. Di origine Mediterranea, cresce nei luoghi sabbiosi e sassosi lungo la costa marina. Secondo quanto narrato da Orazio, il Rosmarino veniva usato – come il Mirto – nelle case per incoronare le statuette dei Lari a tutela dei residenti.

Proprietà e cura. Contiene Olio essenziale, Cineolo, Alfa pinene, Canfora, Diterpeni, Sesquiterpeni, Cariofillene, Acido Carnosico, Carnosol, Triterpeni, Acido Ursolico, Acido Oleanolico, Fenilpropanoisi, Acido Caffeico, Acido Rosmarinico, Flavonoidi, Acido Glicolico e Glicerico, Acido Nicotinico, Colina, Vit. C, Tannino, Saponina, Acqua.

Plinio lo utilizzava per la cura delle Tossi e per il Fegato. È Antisettico cicatrizzante nelle ferite e Balsamico nei casi di Malattie Respiratorie. Carlo Magno lo riteneva utile e lo annoverò nel suo *Capitolare* tra le 73 Piante più efficaci. Morelle e Rotchaix scoprirono che l'Olio Essenziale è Batterostatico, contrasta la Difterite, il Meningococco, lo Stafilococco, il Tifo, l'Escherichia Coli, la Pseudomonas aeruginosa, la Candida Albicans. Modifica le Secrezioni Bronchiali.

In Medicina Cinese è denominato Mi Die Xiang, ha Temperatura Calda, Sapore Aromatico, Amaro, Acre. Agisce su Cuore, Stomaco, Milza Pancreas, Fegato Cistifelea, Intestino. Cardiotonico, Antidepressivo nei casi di Apatia, cura l'Inappetenza e l'Anemia. Tonifica il Ki del Cuore, della Milza, del Sangue Xue. Regola gli Intestini, agisce contro la Cefalea, le Indigestioni, cura l'Ansietà, la Debolezza di Memoria, l'Itterizia, la Mialgia e la Sciatica.

Schisandra Chinensis, frutto

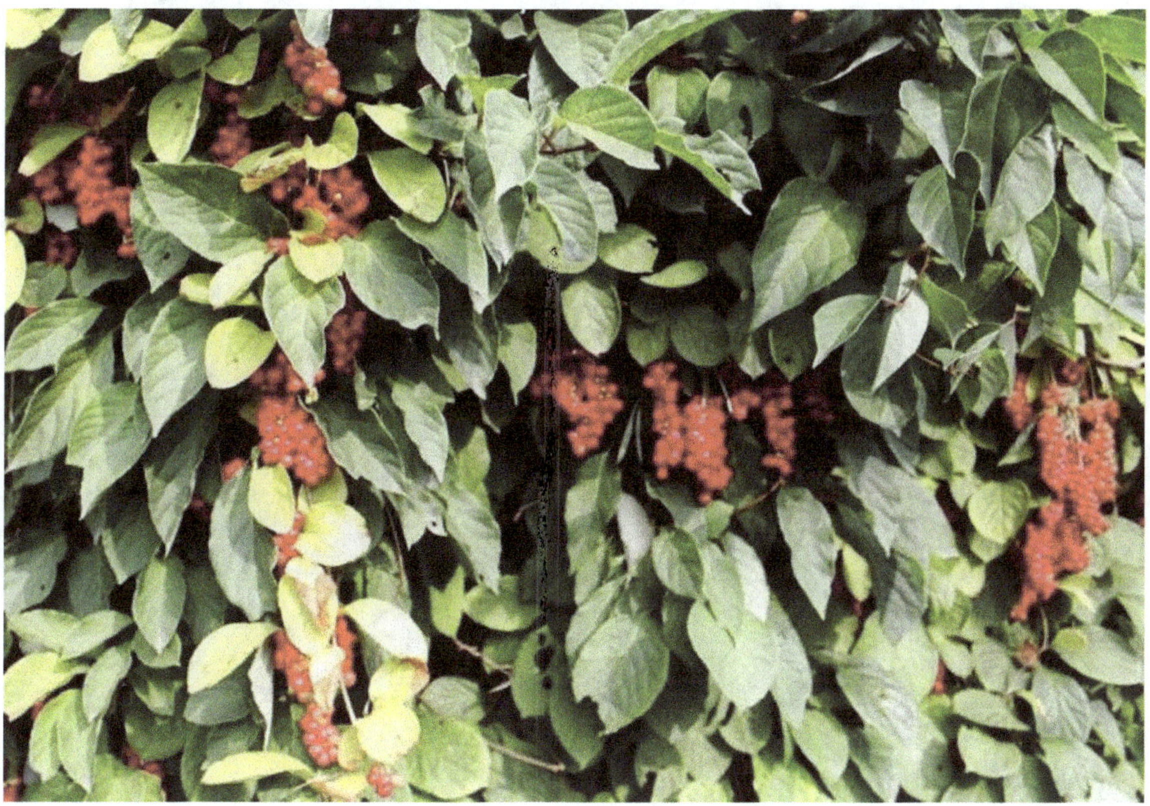

Famiglia delle Magnolacee.

Descrizione. È la Pianta dei Cinque Elementi, conosciuta come l'Erba della Luna di Miele. Anche detta Bacca dei cinque sapori. È una pianta rampicanta piuttosto vigorosa, molto coprente, rustica, dalla vegetazione fitta e sana, resistente a parassiti e patologie funginee. Gradisce posizioni semisoleggiate e sopporta molto bene il freddo e le gelate. Le bacche maturano a fine estate e hanno un sapore unico che comprende i cinque sapori: salato, dolce, acido, piccante e amaro.

Proprietà e cura. Contiene Vit. C, E, Lignani Schisandril, Schisandrol. Agisce su Polmoni e Reni. Antistress fisico e mentale, ricostituente, energizzante, antiossidante, rinvigorente e afrodisiaco.

In Medicina Cinese è denominato Wu Wei Zi; l'erba della luna di miele ha Temperatura Calda, Sapore Agro Dolce. Tonifica lo Yin dei Polmoni e Reni Carenti; cura la Pertosse, la Tosse Secca, il Sudore da Carenza di Yin, il Sangue Xue Carente.

Dose prescritta è di 3 g in decotto al dì. È permessa in Gravidanza.

Con le foglie vengono preparati infusi ricostituenti.

Tarassaco, Taraxacum Officinale Weber, Dente di leone

Famiglia delle Composite o Asteracee.

Descrizione.   È una pianta a fiore (angiosperma); presenta Radice grossa, lunga e fusiforme. Foglie Verdi a Rosetta, lanceolate bislunghe, ristrette alla base e con il terminale grande e triangolare. Dalla Rosetta nascono 3 peduncoli senza foglie che presentano in cima un capolino di fiori gialli e/o porporino-violacei. I Frutti sono Acheni compressi, solcati da un'appendice filiforme alla sommità lunga, terminante con i Peli del Pappo che il Vento o il soffio umano disperdono. Fiorisce tutto l'anno, anche in Inverno. Cresce in Africa, Europa, America del Nord, Siberia, Cina e Giappone, nei luoghi incolti, lungo le strade, i fossi. Si raccolgono in Autunno e in Primavera (periodi in cui la pianta è piu lattiginosa): le Radici, i fiori e le Foglie.

Proprietà e cura. Contiene Triterpeni, Taraxasteroli, che stimolano la Cistifelea e la Bile, insieme ai lattoni Sesquiterpenici, Eudesmanolidi e Flavonoidi Diuretici, Acidi Fenolici, Steroli, Inulina protettori del Connettivo e dai Radicali Liberi. La Radice contiene Mucillagine, Glucosio, Resina e poi Tarassicina amara e Inulina, Sali di Potassio, Colina, Pectina. La Pianta, a partire dalla Radice che contiene un lattice, è molto Amara.

 I Medici Erboristi del passato la utilizzavano come Tonica, Febbrifuga, Diuretica, Stomachica, Lassativa, nei casi di Renella, nelle Coliche renali con presenza di Bruciore nell'urinare; nei casi di Tosse violenta e Reumatismo. James Parkinson la usava per la cura delle Febbri Intermittenti, bollita nel Vino. È stata utilizzata nei casi di Ingorgo di Fegato,

Milza, come l'Itterizia. Ha funzione digestiva, stimola la Cistifellea e aiuta la Diuresi: è detta pertanto Pissenlit.

In omeopatia Hahnemann parlò del Tarassaco descrivendone il modo della preparazione e la sua patogenesi nella pura Materia Medica. Per ottenere la T. M. si spreme il succo fresco dell'intera pianta prima della fioritura e si miscela in parti uguali con alcool.

In Medicina Cinese è denominata Pugongying, di Temperatura Fredda e di Gusto Amaro, Dolce. Agisce su Fegato, Milza e Vescica Urinaria. Elimina le Sostanze Tossiche, è Anticoagulante. Rimuove il Ki stagnante del Fegato, il Calore dello Stomaco, gli Ascessi Polmonari con Calore, ed Espettorato di Pus causato da forte calore di Fegato e Stomaco. Cura i Morsi dei Serpenti. Rinfresca il Ki della Vescica Urinaria, gli Occhi rossi infiammati, le ghiandole del collo gonfie, la Mastite, il Carbonchio, i Foruncoli; è un Epatoprotettore. Ha effetti Batterostatici, e' efficace contro lo Stafilococco Aureus, lo Streptococco emolitico, il Bacillo Tifo, il Bacillo Difteriae, contro il Meningococco e lo Pneumococco. È Antivirale contro il Virus ECHO, il Virus del genere Enterovirus della famiglia Picornaviridae virus monocatenario a RNA con Capside e struttura micosaedrica. Nell'Uomo vengono eliminati per via Orofaringea, diramandosi fino all'Intestino ai Linfatici placche del Peyer poiché sono Acido resistenti., e se veicolati dal Sangue possono causare Meningiti asettiche, Encefaliti,   Polio, Febbri, Gastroenteriti, Raffreddori, Faringotonsilliti,   Malattia acuta respiratoria, Laringotracheobronchiti. Sono altamente contagiosi per i Bambini.Recentemente e' stata usata nella cura del Covid.

La dose è consigliata è di 30 g in decotto d'acqua.

Thuya Occidentalis L.

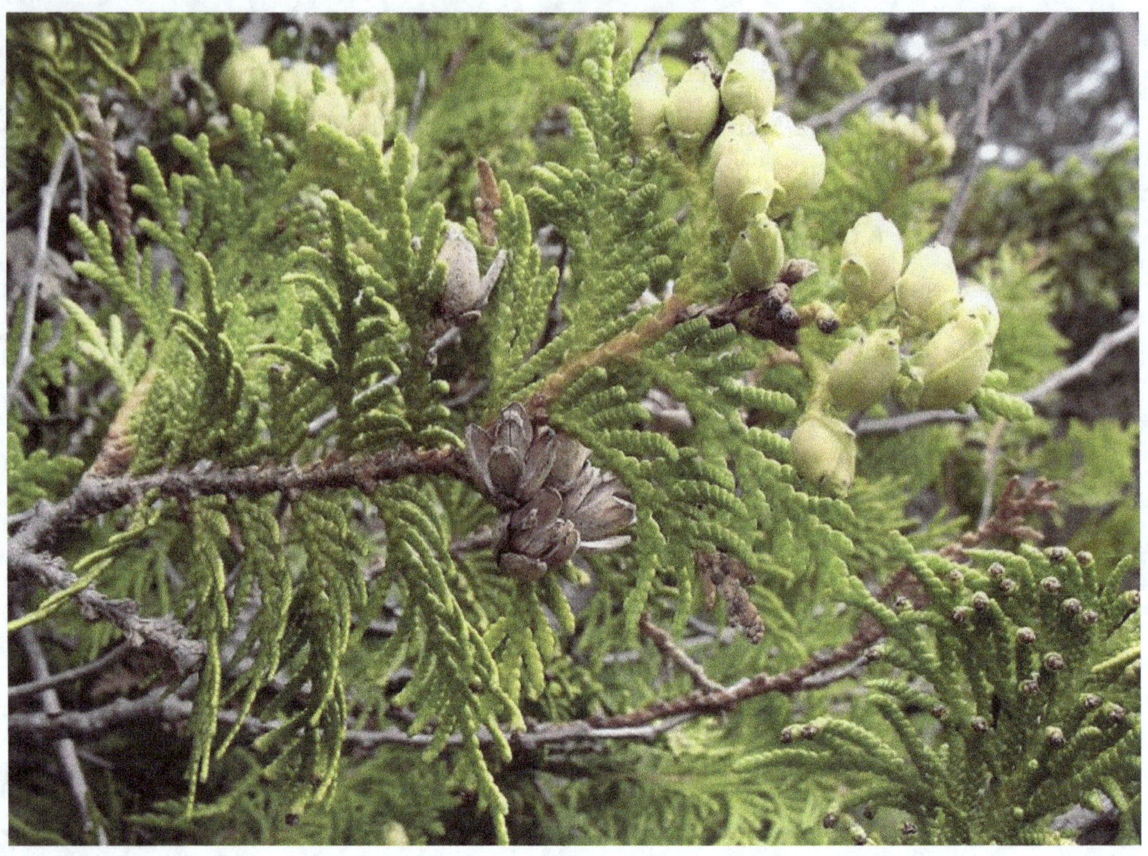

Famiglia delle Cupressacee.

Descrizione. È un Albero sempre verde alto fino a 20 m, con foglie frastagliate e piatte, frutto tondo asimmetrico e sbruzoloso.

Proprietà e cura. Contiene Olio essenziale, Thuyone, Vit. C, Flavonoide, Immuno-polisaccaridi, Tannini, Acido Acetico.

Originaria dell'America del Nord e del Canada, venne usata per sconfiggere le Epidemie di Scorbuto.

 È utilizzata per rinforzare il Sistema Immunitario e sostenere l'Apparato Respiratorio dopo Infezioni Polmonari. Nella cura delle Bronchiti Croniche con debolezza Cardiaca e circolazione periferica carente; nei casi in cui si produce molto catarro Bronchiale, dell'Orecchio, della Gola e con Sinusite.

In Medicina Cinese è denominata Ce Bai Ye; di Temperatura Calda Fresca, Sapore Acido, Aromatico, Amaro. Agisce su Cuore, Polmoni, Vescica. Toglie la Flemma ai Polmoni, tonifica il Ki di Cuore e Polmoni. È Antimicrobica, Antinfiammatoria, previene la Mononucleosi. È anche il Rimedio Antisicotico di Hahnemann, contro Condilomi e Verruche; agisce sulla pelle, sul Sangue, sul tratto Gastrointestinale, su Reni e Cervello.

Efficace contro i Tumori, le Escrescenze e i Funghi sanguinanti e i Nei. Agisce sugli Organi Genito Urinari. Presenta una specifica azione Antibatterica in grado di combattere come rimedio Omeopatico Infinitesimale la Gonorrea e disintossicare a seguito di Vaccinazioni: per tale motivo costituisce un forte drenante efficace in ogni tipo di Vaccinazione.

Nella sperimentazione omeopatica si segnalano forti dolori, insofferenza all'aria Umida e all'Acqua.

La Dose consigliata è di 1-2 g di Erba secca o in polvere oppure in Infusione, 3 volte al dì. In T. M., 1-2 ml in 60% di Alcool, 3 volte al dì, in dose Omeopatica pin potenze da 30CH.

Timo, Thymus vulgaris

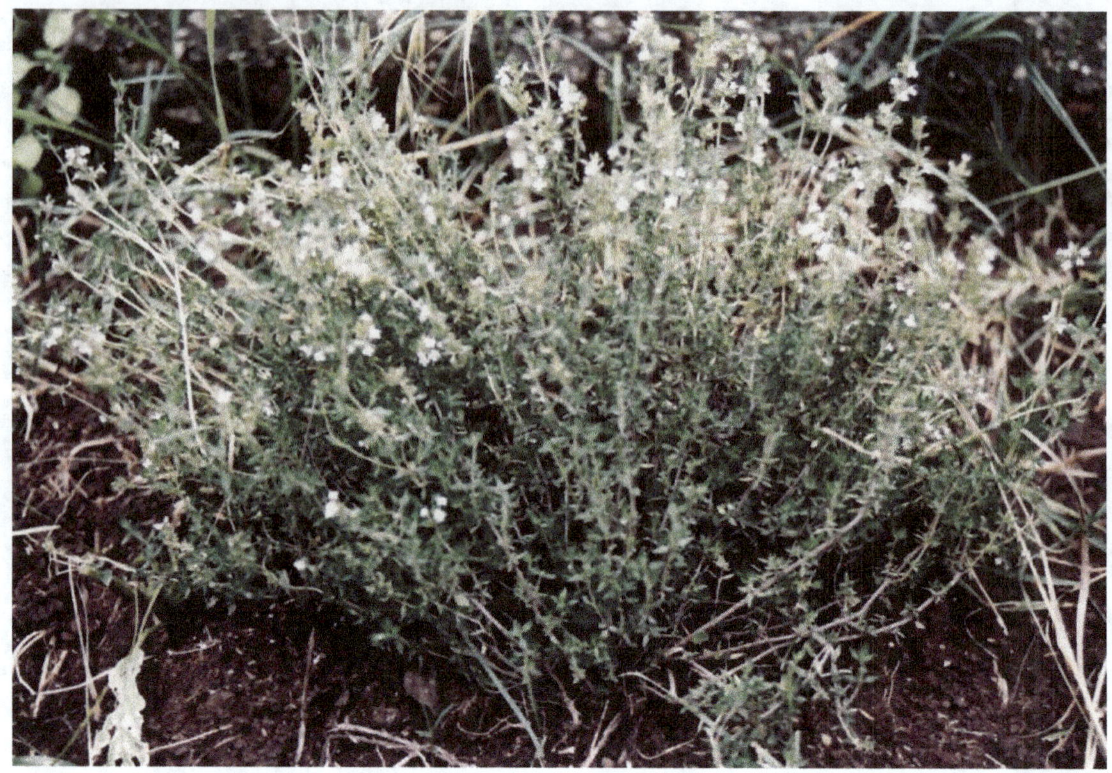

Famiglia delle Lamiacee.

Descrizione. Arbusto sempre verde, cespuglioso, odoroso con cauli lignificati. Alto 60 cm, ha foglie di forma lanceolata e/o ovale, a margine intero rivolto in basso. La pagina superiore è verde, mentre quella inferiore grigia, posta tra un breve picciolo e peli ciliati. I fiori bianchi raccolti in glomeruli. Cresce dal mare alle regioni montane. Fiorisce da marzo a luglio. Originario del Sud Europa, Spagna, India, Africa,

Proprietà e cura. Contiene Olio Essenziale, Monoterpeni., Timolo, Carvacrolo, Fenolo, Glucosidi, Galattosidi, Cimene, Canfene, Limonene, borneolo, limalolo, pinene, cineolo, saponina acida, tannini, resina, ceneri, albuminoide velenoso (Madaus).

In Medicina Cinese è denominato She Xiang Cao. Ha temperatura calda fresca, sapore acre leggermente amaro, aromatico, agisce sui Polmoni, Reni, Vescica Urinaria, Cuore, Intestino, Milza Pancreas. Risolve le infezioni urinarie e respiratorie causate da un sistema immune depresso, disperde i patogeni dei polmoni è un potente espettorante, anticatarrale e agisce su tosse, starnuto eliminando la flemma nasofaringea e bronchiale; interviene con successo nei casi di difficoltà respiratoria. A pari del Pistacchio è efficace nei casi di infezione da Helicobacter Pilori. Agisce sull'Enuresi, regola il Ki della vescica urinaria, dona forza psichica, regolando cefalea ed isteria. Efficace su flatulenza, cura le coliche; regola l'amenorrea e la dismenorrea nel ciclo mestruale. Non presenta controindicazioni. La Dose prescritta è fino a 4 g per tazza ovvero infusione di Timo Vulgaris in 250 ml d'Acqua. E' usata anche in T. M.,nella dose di 6 ml, 3 volte al dì.

Tussilago, Farfara

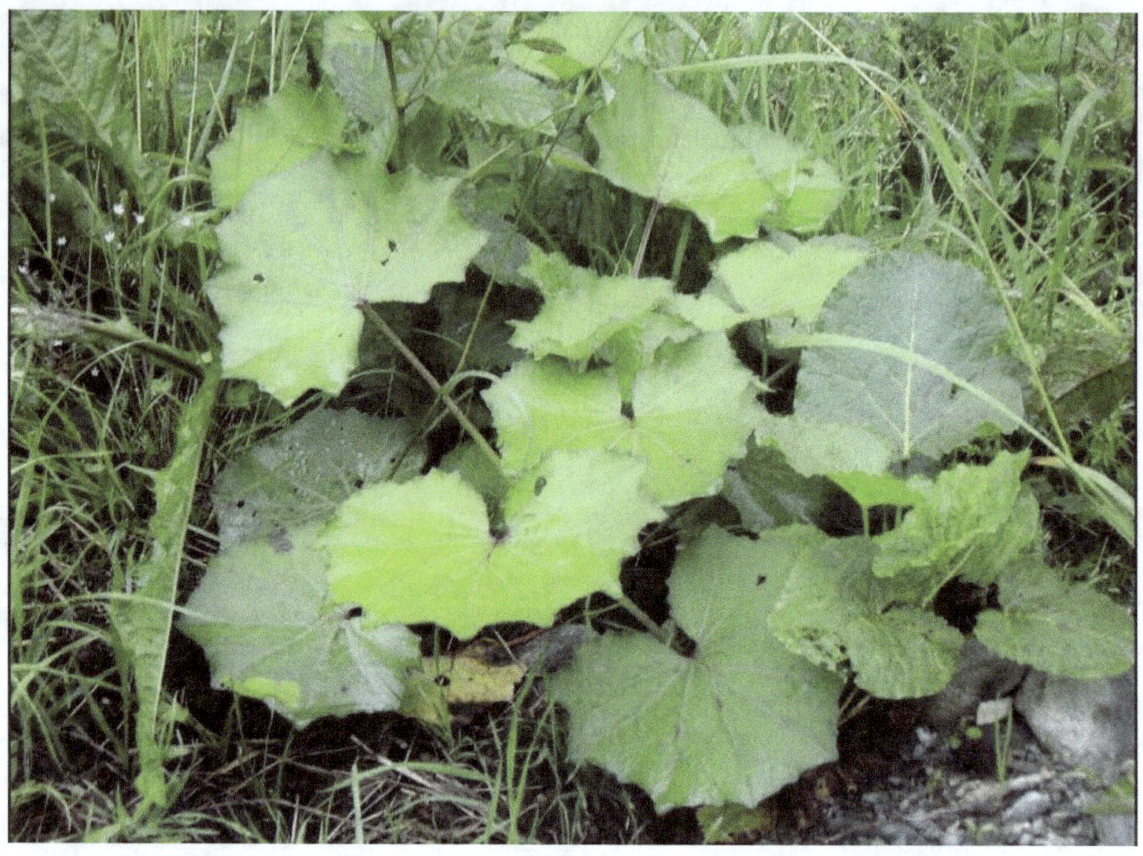

Famiglia delle Composite.

Descrizione. Pianta erbacea perenne, con Rizoma strisciante dal quale si sviluppano sul terreno rami di 20 cm, biancastri, cotonosi, dotati di foglioline a forma di squame, di colore violaceo, allungate e che abbracciano i rami stessi. Essi presentano sulla cima un capolino di fiori gialli circondato da brattee. I Fiori al centro hanno corolla tubolosa e appaiono completi, quelli che sbocciano nelle aree periferiche, presentano corolla ligulata priva di stami. Tutti i Fiori hanno un Calice con Pappo peloso. Il Frutto è un Achenio bruno rossastro. Al termine della fioritura nascono le foglie basilari, Cuoriformi, picciolate, biancastre e tomentose nella pagina inferiore. Dentate al margine. La pianta fiorisce tra Marzo-Aprile. È diffusa in tutta l'Italia e in Europa, Asia, Africa, America del Nord, lungo i fossi di campagna, nei terreni argillosi. Si utilizza tutta la pianta; il Rizoma viene raccolto tra ottobre e febbraio, pulito e posto a macerare in alcool a 60 gradi per 3 settimane. I fiori si raccolgono a inizio fioritura, le foglie a fine estate e in autunno.

Proprietà e cura. Contiene Sesquiterpeni come la Petasina in grado di rilassare la muscolatura liscia, Flavonoidi, Alcaloidi, Pyrrolizidina. Cura le Tossi Spasmodiche con

Muco denso e Dispnea. Cura l'Ipertensione, l'Asma. Favorisce l'Espettorazione. Il dr. Hiller la somministrava ai Tisici. Il grande Baglivi usava tale erba in tutte le malattie di Petto, specialmente nella cura della Pleurite. Il dr. Borelli la utilizzava per la cura della Tosse secca e per gli Ascessi Polmonari, anche come Sciroppo. I Medici Marechal e Lesacher usavano il Tussilago, in specie i fiori e le foglie, per curare i Catarri Cronici e la Tosse Asinina. Il dr, De Giovanni usava tale erba in caso di Bronchiti Catarrali.

In Medicina Cinese, è denominata Kuandonghua; di Temperatura Calda e Sapore Piccante Agisce sui Polmoni; efficace in caso di Tosse, Dispnea, Pertosse, Respiro rumoroso, Muco freddo in gola e nei Polmoni. Nelle Infezioni del Tratto Respiratorio, nelle Bronchiti, nella Tosse Secca.

La Dose prescritta è di 6 g in decotto. Il Tussilago è invece controindicato in Gravidanza e nei casi di espettorato sanguigno. E usata nella Prevenzione del Mycobacterium Tubercolosis.

Verbena Officinalis

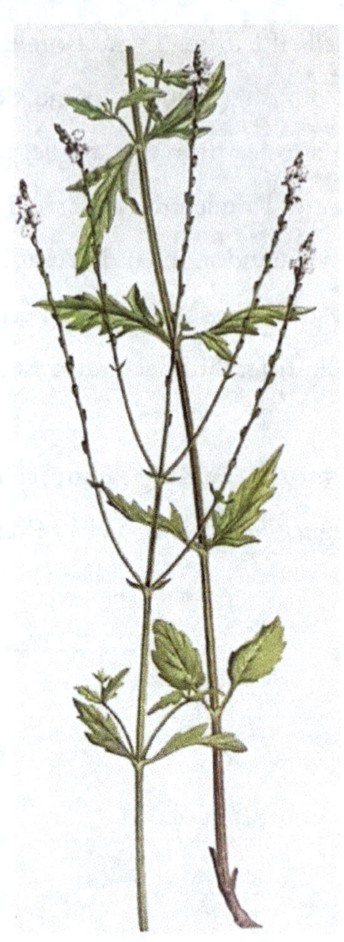

Famiglia delle Verbenacee.

Descrizione. Pianta Perenne, alta 80 cm, presenta fusto eretto, tetragono, scanalato alternativamente su due facce opposte, senza pelurie, ruvido sull'angolo e ramificato. Le Foglie inferiori sono picciolate, ovali, oblunghe, incise, pennate. Ha Fiori di colore Blu, Lilla, Bianchi, sessili in lunghe spighe sottili, in pannocchia in brattee più lunghe del calice; il calice quasi tetragono con pelurie, a 5 denti brevi disuguali e corolla a imbuto con lungo tubo a 5 lobi disuguali, 4 stami inclusi nella corolla, quasi sessili, 4 carpelli, che, maturi, formano una capsula inclusa nel calice con cavità contenente i semi. Fiorisce dalla Primavera all'Autunno lungo le strade di campagna, i luoghi incolti, in Italia, Asia, Africa, America. E' conosciuta come Erba Sacra perché è usata nelle feste religiose.

Proprietà e cura. Contiene: Vit. A, Glicosidi, Iridoidi, Verbenalina, Olio Essenziale Verbenone, stimola i nervi simpatici del Cuore e l'Intestino, le Ghiandole mucipare dei Bronchi. Contiene Flavonoidi, Triterpeni, Polifenoli, Invertina, Emulsina, Verbenalina

Glucoside. In Occidente è usata per curare le febbri Acute, la Depressione nervosa, stati di Esaurimento. Il dr. Chomel la utilizzava nei casi di Itterizia e Clorosi secondo il dosaggio di 70 g in Vino, messa a macerare un solo giorno e assunta il giorno seguente. Il Decotto, in gargarismi, curava le Tonsille ulcerate. Il Cataplasma realizzato con foglie fresche e uovo intero era usato per la cura delle Sinoviti. La sua Acqua distillata fortifica la Vista. L'estratto fluido era utilizzato per la cura delle nevralgie del Trigemino. L'Abate Kneipp con la Verbena curava le Piaghe; essa contrasta anche la Renella. Cura la Tosse Canina e il decotto di radice elimina Pietre e Calcoli. Non è tossica, ma va assunta con cautela in gravidanza.

In Medicina Cinese è denominata Ma Bian Cao, di Temperatura Fredda Sapore Amaro; agisce prevalentemente su Fegato e Milza. Si usa nei casi di Amenorrea, Dismenorrea, Dolori Articolari e Muscolari, nel Mioma. Contrasta i Parassiti, cura l'Urina scura o con Sangue, gli Edemi alle Gambe, l'Ascite, i Processi Tumorali. È Antiflogistica, Antinfiammatoria, Antivirale, Antitumorale per la presenza di Verbascoside. È Analgesica, previene la riduzione dei Neuroni nella malattia dell'Alzheimer. Tonifica ed equilibra il Ki del fegato. Previene e Cura la Difterite (lemma che deriva dal greco *Difther= Membrana*), la cui eziologia è nel Batterio Corynebacterium Diphtheriae, che causa la liberazione di esotossina, responsabile di formazione di Placche ovvero membrane difteriche di colore biancastro circondate da colore rosso scuro: ad esempio, la Difterite Faringea con mal di gola e infiammazione dei Linfonodi Cervicali ovvero Laringea o Nasale. Se tale tossina va in circolo sistemico provoca danni neurologici, cardiaci, renali. La profilassi prevede il vaccino contenente esotossina detossificata, mentre la terapia utilizza Sieri antitossina, e Antibiotici (Eritromicina, Penicellina).

La Pianta di Verbena costituisce una potente Prevenzione.

La Dose consigliata è di 4 g.

BIBLIOGRAFIA ESSENZIALE

ARDIGÒ, WALTER, *Micoterapia per tutti. Guida alla scelta dei funghi medicinali*, Yucanprint Selfpublishing, Tricase (LE) 2015.

BOERICKE, WILLIAM, *Pocket Manual of Homeophatic Materia Medica e Repertorio e un capitolo sui rimedi rari e non comuni*, B. Jain Publishers Pvt. Ltd. 2005 (1ª Ed. 1996; 1ª Ed. Motilal Banarsidass Publishers, 1993).

Chinese Acupuncture and Moxibustion, Publishing House Of Shanhai University of Traditional Chinese Medicine, TCM Press 2002.

D'ANNIBALE, PAOLO - D'ANNIBALE MARIO, *Erboristeria. La Medicina della Natura*, KDP, Roma 2024 (Edizione rivista e aggiornata; Prima edizione, Il Mio Libro, 2020).

D'ANNIBALE, PAOLO - MING WONG C.Y., *Erboristeria italo cinese. Similitudini*, Ed G. Guidotti, Roma 1991.

DEPOËRS, PATRICK – LEDOUX, FRANK - MEURIN, PHILIPPE, *De la lumière à la guérison: la Phytotérapie entre Science et Tradition*, Ed. Amyris, Palermo 2008 (2° Ed).

DI FEDE, GIUSEPPE, Corso *Avanzato di Immunologia Dall'Emocromo alle Citochine*, Vanda Editore, Roma 2024.

(FRA') DOMENICO PALOMBI, O. Cist., *Piante officinali coltivate da Fra' Domenico Palombi*, 2016.

MARTUCCI, CATERINA - ROTOLO, GRAZIA, *Farmacoterapia Cinese*, Raffaello Cortina Editore, Milano 1999.

PITERÀ, FERNANDO - NICOLETTI, MARCELLO, *Gemmoterapia. Fondamenti scientifici della moderna Meristemoterapia*, Ed. Nuova Ipsa, Palermo 2016.

GLI AUTORI

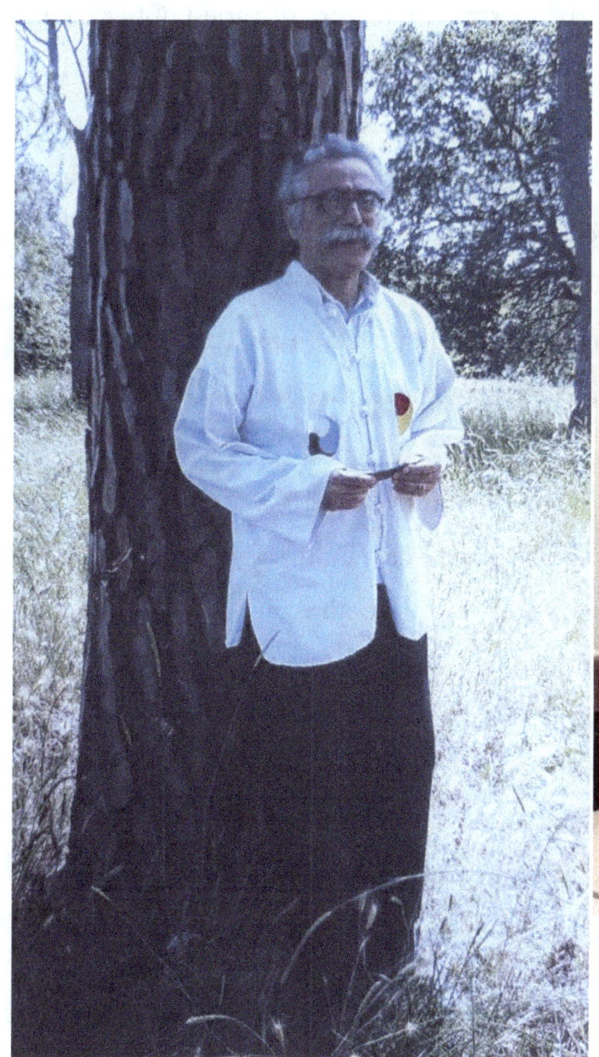

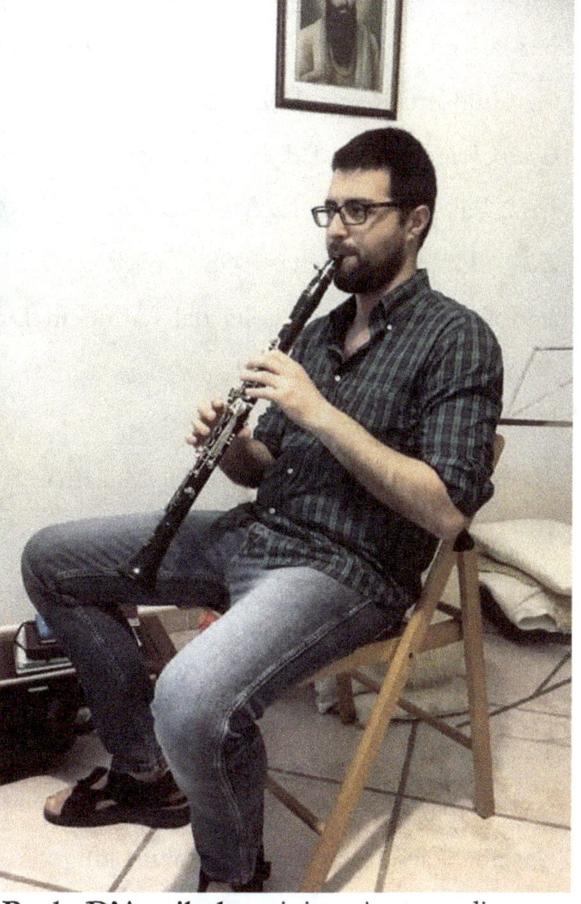

Paolo D'Annibale a sinistra in veste di insegnante di Tai Ki Kung San Feng.

Mario D'Annibale a destra in una lezione di Musicoterapia.

Il Dott., Prof. **Paolo D'Annibale**, docente di Scienze Motorie in pensione, diplomato all'Isef nel 1978 con La Tesi "Mobilizzazione Articolare Yoga ed Agopuntura" in collaborazione con il Maestro di Hatha Yoga, Giorgio Furlan, dal 1976 diventa Allievo del Maestro di Kundalini Yoga e Tantra Bianco, Yoghi Bhajan con Il Nome Spirituale di Hary Jiwan. Nel 1980 diventa Allievo del Maestro Taoista Ming Wong C.Y., Caposcuola del Tai Ki Kung San Feng: ha insegnato queste due Arti Calisteniche presso l'Isef di Roma, ora Iusm Facoltà Sportiva Universitaria. Ha seguito i corsi di Medicina Omeopatica del Prof. Antonio Negro presso la sua scuola Simoh, conseguendo la Specializzazione di Medico Omeopata. Si è laureato in Medicina e Chirurgia presso l'Università di Roma, La Sapienza. Ha conseguito il Diploma di Erborista presso la Facoltà di Farmacia dell'Universita' di

Urbino. Ha conseguito il Diploma di Fitogemmoterapia del Prof. F. Piterà. Ha Seguito per Monti e per Valli il Monaco Cistercense Fra' Domenico Palombi della Certosa di Trisulti (Collepardo, Frosinone) alla riscoperta delle Erbe Curative: è Autore di varie Pubblicazioni per la Rivista *Il Caduceo* e di Dvd e libri. Tra questi, *Erboristeria Italocinese Similitudini* - Ed. G. Guidotti, Roma 1991; *Lo Yoga Kundalini* - Ed. Crisalide, Latina 1993; *Antichi Segreti di Guarigione Taoista* - Ed. Nuova Ipsa, Palermo 1993; *Insegnamenti di Tai Ki Kung* - Ed. Nuova Ipsa, Palermo 1999; *La Medicina Cinese e lo Sport* - Ed. Csc, Roma; *La Nutriterapia Cinese Shi Zhi* - Ed. Seu, Roma 1998; *Fragmenta De Viribus Medicamentorum* Ed. Seu, Roma 2012 tradotta per la prima volta dal Latino in Lingua italiana dopo 200 anni; *La Medicina della Natura 10 Piante Commentate dal punto di vista erboristico e omeopatico*; *La Vita e le Opere del Dottor C.F.S. Hahnemann*, 1998.

Ha presentato nel Giubileo del Maestro S. Hahnemann, nella sua Casa di Koethen nel 1997, una relazione sull'Omeopatia e lo Sport insieme alla Dottoressa Inge Streuber, Direttrice dell'Associazione Hahnemann, Lutze Verein e V. Koeth Anhalt. Ha pubblicato insieme al Dottor. Ming Wong Chun Ying ed al Prof. Carlo Tranquilli, ex Medico della Nazionale Under 21 di Calcio,con la prefazione dell'Ambasciatore della Repubblica di Taiwan, Hung Chien Chao, il libro *Medicina Cinese e Sport* sopra citata.

Nel 2006 ha aperto il Primo Museo Convegno di Medicina Omeopatica a Roma presso la Cascina Farsetti di Villa Pamphili, lungo 3 mesi, con il Patrocinio del Comune di Roma, della Casa Farmaceutica Cemon e dei Professori dell'Istituto Bosch di Stoccarda, tenutari della Biblioteca Hahnemanniana: Prof.Martin Dinges e Prof. Robert Jutte.

Esperto di Agopuntura, Fitogemmoterapia, Erboristeria, Naturopatia, Omeopatia, Nutriterapia, Fisiokinesiterapia, attualmente opera come Libero Professionista anche presso l'ospedale S. Giovanni Battista dei Cavalieri di Malta a Roma.

Mario D'Annibale coautore, è musicista. Si è esibito come cantante tenore in occasione dell'anniversario della santificazione di padre Pio presso la chiesa dei frati cappuccini di via Veneto (Roma) insieme al maestro Mario Pio Amico il 23-11-2002. Ha partecipato al concerto di musica sacra e leggera nella città di Belvedere marittimo in Calabria come presentatore e cantante nell'agosto dell'anno 2002 esibendosi inoltre al pianoforte eseguendo dei brani di musica jazz. Il suo amore per l'Erboristeria nasce in tenera età quando insieme al padre Paolo e al sopra ricordato maestro fra' Domenico Palombi, seguì con passione entrambi in molteplici escursioni per la ricerca, classificazione e uso di erbe officinali, sui monti Ernici, sugli Appennini, sul Gran sasso, a Colli di Barete e monte Calvo, sulle Alpi marittime, in Val d'Aosta, anche presso la *Maison des ancient remedies* a Jovensan, in Germania presso la Foresta Nera, in Svizzera ove ha visitato il "Museo di medicine non convenzionali" a Basilea. Ha visitato numerose farmacie e orti botanici tra cui quello di Roma, Palermo, Salerno. In particolare, presso il Museo della Regola salernitana, in occasione del convegno: *Le Radici della Medicina*, si è esibito come conduttore di una classe di Tai ki kung, sotto la guida del maestro cinese Ming Wong C. Y. Ha visitato inoltre le terme Valdieri. Ha partecipato a numerose esposizioni di erbe officinali presso Acquappesa a Cosenza in Calabria, in occasione della manifestazione internazionale *Mediterranea 2000* dove ha partecipato in qualità di espositore di piante e vini medicati italiani e cinesi insieme ad esperti dell'ambasciata di Taiwan. Ha conseguito il diploma di "Riconoscimento e preparazione delle piante officinali" a Collepardo presso l'AS. *Hortus Ernicus*. Ha curato nel 2013 la stesura del libro del monaco cistercense suo maestro fra' Domenico Palombi dal titolo: "il Libro delle Piante". Attualmente è laureando presso il Conservatorio di musica di S. Cecilia di Roma: coltiva il Solfeggio con il Maestro Fausto Spirito e il clarinetto classico con il maestro Umberto Scipione. Ha studiato il clarinetto jazz con i maestri Paolo Ravaglia con cui ha seguito i seminari del maestro Billi Smith e con l'insegnante Andrea Tardioli. Persona amante della medicina sta ricercando le affinità curative tra l'Erboristeria, la Nutriterapia, la Musicoterapia cinese dei 5 Elementi e il Tai Ki Kung, sua prossima Tesi di Laurea.